1日 10 分で自分を浄化する方法

マインドフルネス

Mindfulness for Beginners

瞑想入門

新装版

吉田昌生

Yoshida Masao

WAVE出版

はじめに　～マインドフルネス瞑想は心の整理術

あなたは、瞑想についてどんなイメージをお持ちでしょうか。

座禅を組んで心を無にし、そのまま何時間も静寂のなかで座っていなければならない、そんなイメージでしょうか。

実は瞑想は、ごく短時間であっても、人ごみのなかであっても、座っていても立っていても、歩いているときですら、できるものなのです。

スティーブ・ジョブズやビル・ゲイツ、稲盛和夫や松下幸之助など、多くの有名なビジネスリーダーや夢を実現した人は、日々多忙にもかかわらず瞑想をとりいれています。それは忙しい日常でもできるやりかたがあり、もちろん、あなたをはじめ誰にでもできる方法があるからです。

この本で紹介する「マインドフルネス瞑想」は、ふだん考えごとでいっぱいになっている私たちの頭のなかをリセットしてスッキリと片づけ、また新しいことを考えたり行動したりするパワーをくれる、いわば心の整理術です。


「仕事のストレスで頭がいっぱい。気持ちをリセットする方法を知りたい」

「忙しいけど、瞑想には興味がある」

「瞑想をやってみたけど、続かなかった」

はじめに　～マインドフルネス瞑想は心の整理術

「もっと気軽に瞑想を生活の中にとりいれたい」
「通勤時間のストレスを和らげたい」
「イライラするとき、気分が落ち込むとき、緊張するときに、気持ちを切り替える方法を知りたい」

本書は、ストレスやネガティブな感情を減らし、安定した状態をつくるマインドフルネス瞑想のエッセンスを凝縮しながら、忙しい現代人でも、日常生活のなかで気軽に続けていけるように構成されています。

通勤・通学時間、家事の合い間など、一日のなかのあらゆるスキマ時間を有効活用して、こりかたまった心身をリラックスさせ、気持ちをリセットする新しい習慣を身につけましょう。

1日10分でも、あるいは3分でも、1分でも大丈夫です。

瞑想を続けているうちに、あるとき突然、自分のなかに起こる変化を必ず実感できることと思います。それは多くの人にとってそうであったように、大げさではなく、あなたの人生を変えるきっかけになります。

この本を通じて、あなたがマインドフルネス瞑想を生活にとりいれ、習慣化することで、より充実した人生を送るお手伝いができれば、こんなにうれしいことはありません。

マインドフルネス瞑想があなたにもたらすもの

■集中力が高まり、仕事・スポーツ・勉強などの効率が上がる

瞑想とは、リラックスしながら、たった一つのことに「集中する」と「集中が切れたことに気づく」をくりかえすこと。

このくりかえすプロセスによって心が鍛えられ、集中する状態が長続きするようになります。瞑想で鍛えられた一点に注意を集中させる力は、瞑想をしていないときにも持続されるのです。

仕事やスポーツ、勉強など、生活のすべてに、その恩恵をひろげることができます。まず、仕事や学習の効率がグンと上がります。ものごとの処理が早くなり、同じ仕事（勉強）量を、より短い時間でより集中してこなせることができるようになります。またスポーツにおいても、今この瞬間に深く集中することで、より高いパフォーマンスを発揮することができます。

ストレスが解消され心が穏やかになる

意図的に何もしない時間を持ち、考えていることや感じていることを客観的に観察していくことで、心と身体が深く休息し、ストレスや緊張が解放され、心が穏やかになります。

欧米では、すでにその効果について、多くの実証的研究報告があり、ストレス対処法の一つとして、うつやトラウマなど精神的な障害をはじめ、慢性疼痛、ガン、心臓病患者にも効果があることが証明されています。

EQが高まり、心が安定する

瞑想を習慣化していくと、心の知能指数（ＥＱ）が上がると言われています。呼吸や身体を観察する練習を通して、自分のなかで起こっていることに気づく力（アウェアネス）が高まります。気づく力が高まり、自分の感情や思考を自覚できると、それだけで感情に巻き込まれにくくなります。イライラ、焦り、恐怖、不安などの感情にも素早く気づき自覚することで、より冷静な対応や判断ができるようになるのです。すると、ものごとに動じにくくなり、心が安定していきます。

■頭が明晰になり、洞察力が高まる

瞑想をすると、まるで空気清浄機のフィルターが交換されたかのように頭のなかがスッキリします。それは、意図的に「考えない時間」をつくることで、脳内が整理されるからです。雑念などで散らかった頭のなかが静かになり、やるべきことが鮮明になったり、記憶力が向上したりします。

また思考や感情を客観的に眺めることで、無意識の思考パターン、思い込み、既成概念などから解放されます。すると先入観やレッテルではなく、ものごとのありのままの姿をとらえることができるようになるので、明晰さと自己洞察力が高まります。

■直感力、創造性が高まる

思考が鎮まり、感受性が高まることで、直感力、創造性が高まります。

独創的、創造的な飛躍したアイデアは、論理的な思考とは別の次元から湧いてきます。特に瞑想中は、心身がリラックスして、まどろんでいるけど、覚醒した状態になっているので、ひらめきも敏感にキャッチしやすくなります。その結果、既成概念を打ち破るような、今までとは違う斬新なアイデアや、全く新しい企画が生まれたりします。

思いやり深くなり、人間関係が良くなる

瞑想を習慣にし、自分の内側で起こっている感情や感覚をありのままに受けいれる器が育ってくると、それに比例して、自分に対しても、他人に対しても、思いやりの心が育まれていき、より豊かな人間関係を築けるようになります。

内も外も若々しく、美しくなる

瞑想の姿勢がクセづくと、体幹が締まり、背すじがまっすぐに伸びた状態が維持されます。すると、立ち姿や座り姿がきれいになります。ふだんの姿勢が変わり、呼吸が変わることで、肺や内臓の働きが活発になり、血流が改善され、基礎代謝も上がります。それによって体内のデトックス機能が高まり、便秘も緩和され、脂肪を燃焼しやすい身体になるのです。

瞑想中に生まれる体内物質「セロトニン」は心身を内面から元気にし、また自然治癒力の向上の効果、生理不順、更年期障害、ホルモンバランスにも良い影響を与えます。

■眠りの質が上がる

呼吸を調えることで、交感神経と副交感神経のバランスが整い、身体の緊張やストレスが解消されていくため、自然と深い睡眠につながります。

特に夜、就寝前に瞑想してから眠ると、睡眠の質がグンと高まります。一日に起こったさまざまな出来事を一度リセットしてから寝ることで、翌朝すっきり目覚めることができます。質の高い休息をすることで、睡眠時間が減るという研究者もいます。

■幸福感が高まる

定期的に瞑想を続けていくことで、内側の幸福感が高まります。

瞑想が深まってくると、身体は休息しながらも、意識は覚醒した状態になります。このとき代謝は低く、思考は鎮まり、身体の感覚や時間の感覚が薄れてきて、周囲との一体感を感じるような心地いい状態になり、心の平安、静寂を感じ、静かな喜びに包まれます。その心の平安、静寂は、瞑想が終わったあと、日常生活でもしばらく続きます。

ゆるぎない自信が育まれる

マインドフルネス瞑想では、注意がそれたら呼吸に意識を戻します。このプロセスによって、「注意力」と「注意がそれたことに気づく力」が養われていきます。すると、日常生活でも、目標から遠ざかりそうになっている自分に気づいて、本来の目標のほうへ引き戻す力が高まります。自分がやるべきことに集中して、やめるべきことをやらなくなると、自己信頼感が高まります。

また瞑想は、心地いい感覚も、不快な感覚も、良い、悪い、快、不快と分けることなく、ありのまま感じていく心の在り方を育てていきます。この実践をくりかえすことで、ダメな自分も、弱い自分も含めたありのままの自分を認め、受けいれる大らかさが養われていきます。

自分自身との関係が親密になることで、セルフイメージが変わります。するとこの状況から、自分は最善の未来を切り開いていけると信じられるようになるので、それまで恐れや不安を感じていたような状況でも、感情的に反応することが減っていきます。

影響力、リーダーシップ能力が高まる

瞑想が深まると、つながりや一体感を感じ、周囲の人に対しても貢献したいという思いが自然と湧いてきます。そうすることで、人間的魅力が増し、影響力やリーダーシップも自然と発揮されるようになります。

自分らしい人生を実現できる

人間は、他人のことはよくわかるのですが、自分のことはなかなか見えにくく、わからないものです。

マインドフルネス瞑想は、自分の思考や感情も「客観視」するトレーニングをしていきます。このトレーニングによって、自分が持つ、否定的な思考のクセにも気づくことができるようになります。これによって、無意識の思いや感情にふりまわされることが減り、より自分の価値感に合った選択ができるようになるので、自分らしい人生を実現することができます。

音声ガイドを聴きながら瞑想をやってみよう

音声ガイドを全てダウンロードする場合はこちら

http://wave-publishers.co.jp/9784872907315/mindfulness_meditation.zip

＊Wi-Fi環境でのダウンロードをお勧めします。（76.0MB）

ナレーション　吉田昌生
音楽　makoto ogake

※二次元コードを読み取る際には他のコードが映らないようにして下さい。

朝の瞑想　～1日をマインドフルにすごすための準備

【TRACK-1】
準備
～中心軸をさだめる～
約3分30秒

【TRACK-2】
基本姿勢
～安定して快適な姿勢になる～
約5分

【TRACK-3】
呼吸法
～リラックスするために～
約6分

【TRACK-4】
マインドフルネス瞑想
～集中力を高める～
約10分

日常生活の瞑想　～スキマ時間の瞑想トレーニング

【TRACK-5】

歩く瞑想
約4分

【TRACK-6】

食べる瞑想
約4分

3分でできるミニ瞑想　～気分をリセットしたいときに

【TRACK-7】

感情を感じる
約3分

【TRACK-8】

呼吸に集中する
約3分

【TRACK-9】

何もしない
～beingモードになる～
約3分

祈りの瞑想　～心が和らぎ、人間関係がうまくいく

【TRACK-10】

感謝の瞑想　約3分

【TRACK-11】

慈悲の瞑想　約4分

夜の瞑想　～緊張感を解き、良質の眠りに導く

【TRACK-12】

ハミング瞑想　約3分

【TRACK-13】

ボディスキャン　約10分

【TRACK-14】

全身で呼吸する　約5分

【TRACK-15】

観察瞑想　約4分

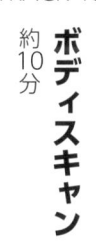

Contents

Contents

装丁デザイン　井上新八
本文デザイン　中西啓一（panix）
イラスト　ヤマグチカヨ
DTP　NOAH

Chapter 1

瞑想をはじめよう

マインドフルな状態になるために

マインドフルネスとは、今という瞬間につねに注意を向け、自分が感じている感覚や感情、思考を冷静に観察している心の状態のこと。

つまり、**「今、ここ」に100%心を向ける在り方**のことです。元々はパーリ語の「サティ」という言葉の英訳で、日本語では「気づき」、漢語では「念」と訳されています。「自覚」「集中」「覚醒」とも言い替えられます。

マインドフルネスを理解するために、反対に、マインドフルネスではない状態のことを思い浮かべてみたいと思います。

その状態のことを、「マインドレスネス」と言います。

マインドレスネスとは、注意が散漫な状態、無意識の状態のこと。ぼんやりしていて、集中力がない状態もあてはまります。

たとえば、

「明日が締め切りなのに、どうしよう。このままだと間に合わないなぁ。今日は徹夜かな。やばいなぁ。どうしよう……」

と、**心配してもしかたがないことを心配しすぎたり、**

「あのとき、あんなよけいなこと言わなければよかった。なんで私っていつも、こうなんだろう。私って馬鹿だなぁ。本当に自分が嫌になる……」

と、**すでに終わった過去のことを延々と考えてしまう**ことはありませんか。

頭のなかの思考の世界に巻き込まれて、それに気づいていない状態です。

または、テレビを観ながら、なんとなくご飯を食べていたり、友人と会話をしている最中、考えごとをしていて、相手の話を全く聞いていなかったときなども、「今、ここ」になく、ぼんやりと考えていてうわのそらになった状態なので、「マインドレスネス」な状態だと言えます。

このように、「今、ここ」の現実とのつながりが失われ、なおかつそのことに気づいてもいない状態のことを「マインドレスネス」と言うのです。

瞑想をやってみよう

マインドフルネス瞑想は、マインドフルな状態に自分を持っていくことを目的としています。

「瞑想」といっても、神秘的な体験をするためのものではありません。今この瞬間、自分の内側で起こっていることに100%注意を集中させて観察し続けるための、いわば**脳や心のトレーニング**。

このトレーニングを続けることで、とてもリラックスしているのに、感覚は鋭くなり、それまでふりまわされていた漠然とした不安感などとは無縁の、安定した自分になることができます。

瞑想はむずかしいイメージがありますが、やることはシンプルで、誰でもすぐに実践できます。

基本的には、**姿勢を正して、自分の「呼吸」に意識を向けるだけ**。

意識が呼吸からずれたことに気づいたら、注意を呼吸に引き戻していく。

この作業をただ、くりかえすだけです。


試しにさっそくやってみましょう。タイマーなどがあれば用意してください。

三分間、自分の呼吸にすべての注意を向けて、観察してみましょう。


改めて、自分の呼吸を確認してください。

今この瞬間、あなたはどんな呼吸をしていますか。

くりかえされている呼吸を、ただ観察します。

まるで、呼吸という波に乗ってサーフィンをしているかのように、一つ一つの息の流れに注意を向けます。

その入ってくる息、出ていく息の波に乗っていきましょう。

呼吸はコントロールしようとせず、ただ感じるだけで結構です。

呼吸の波に乗って、瞬間ごとに、注意を向けましょう。


それでは、ここから三分間、スタートです。

チーン（鐘の音）…………………………………………………………

いかがでしたか?

三分間、何を感じましたか?

長く感じたかもしれませんし、短く感じたかもしれません。

もしかしたら、

「長いな、まだかな。……退屈だ」

「こんなことして何の意味があるんだろう」

「あ、考えごとしていた……瞑想は自分には向いていない」


といった思考が浮かんだりしたかもしれませんね。


ハッと「我」にかえり、「気づいたら、呼吸のことを忘れて、ずっとほかのことを考えていた」ということは、誰にでも起こります。そのように考えてしまったことが、失敗というわけでもありません。

人間の心は移ろいやすく、「今、ここ」に集中するのが苦手です。

さっきまで呼吸に意識を向けていたのに、気づくと、頭のなかのおしゃべりに夢中になっていて、「今、ここ」に座っていることも、「呼吸」に注意を向けていたことも忘れていたりします。

それはまるで、「思考」や「感情」という波にのまれ、「注意」というサーフボードから落っこちてしまい、海のなかでおぼれている状態です。思考におぼれていることに気づいたら、またサーフボードの上に乗りなおし、呼吸の波と一つになりましょう。

このくりかえしによって心が鍛えられ、徐々に思考が鎮まっていきます。

サーフィンを毎日やると、何も考えなくても波に乗れるようになり、波に乗っている時間が少しずつ増えていきます。これと同じで、瞑想も実践を重ねていくなかで、呼吸と身体と心が一つになる感覚が高まっていくのです。


まずはなんとなくでも、マインドフルネス瞑想がどんなものかわかっていただけたでしょうか。

やることは、これ以上ないほどシンプルです。呼吸に意識を向けて集中するだけ。そう、シンプルなのですが、やってみるとすぐに、次々と湧いてくる思考に邪魔されることに気づくでしょう。もしかしたら「自分には瞑想は向いていないんじゃないか」と思われたかもしれません。

でも大丈夫です。瞑想が全く初めてのかたでも、ヨガの姿勢や呼吸法などを組み合わせることで、より効果的に実践することができますので安心してください。

ここから「初心者のかたでも瞑想を深めるための秘訣」を伝授していきたいと思います。

瞑想のきほん① 姿勢

姿勢が心を調える

一般的なマインドフルネス瞑想では、姿勢や呼吸についてはあまり細かく紹介されていませんが、本書では最初に、瞑想の基本となる姿勢や呼吸法などから解説していきます。

なぜなら、姿勢や呼吸が不自然な状態で内面に意識を集中させようとしても、なかなか集中が深まりにくいからです。まずは、瞑想に適した姿勢や呼吸の基本を知ることが、瞑想を長く続けるためにも重要です。

私たちの心・呼吸・身体はつながっています。ですから、目に見えず自分でコントロールするのはむずかしい「心」と向き合う前に、まずは自分で意識して変えることのできる「姿勢」や「呼吸」を調整していくことで、効果的に集中やリラックスを深め、心を瞑想的な状態に導くことができるのです。

瞑想、禅、ヨガはもちろん、日本の弓道や柔道もベースとしている東洋独自の考え方に、「心身一如」というものがあります。これは、「身体と心はつながっている」という意味です。禅やヨガでは、「身体」を調え、次に「呼吸」を調え、最終的に「心」が調整されると教えます。本書でも、その流れにそってポイントを解説していきます。

姿勢を調えるだけでも次のような効果があります。

①呼吸が変わる

気がつくと猫背気味になってしまうという人は、胸や横隔膜が圧迫されて、呼吸筋群の動きが制限されてしまい、呼吸が浅くなりがちです。

骨盤を起こして、背すじをピンと伸ばすだけで、肺をひろげ、呼吸が深くなります。

②気持ちが軽くなる

背骨は体を支える中心軸。そのなかには、大切な脊髄や神経がめぐっています。

背骨をまっすぐに伸ばすと、神経や内臓への圧迫がなくなり、体が軽くなることで、心にも良い影響があります。

では実際に、姿勢を調えていきましょう。

正しい姿勢のつくり方

瞑想を効果的に深めてくれる姿勢の一番重要なポイントは、よけいな緊張をゆるめて、最小限の力で背すじを伸ばしていくこと。**背骨が気持ちよく伸びていて、首や肩に、よけいな力が入っていないということです。**

座っていても立っていても、自分にとって「安定」して「快適」な姿勢をとることが大切です。

まず、体の土台となる骨盤を起こして、左右の坐骨に均等に体重を乗せていきます。こうすることによって、骨盤が下向きに安定していきます。

次に大切なのは、体の中心軸を探ることです。

上体を前後左右にゆっくりとゆすりながら、だんだんとゆれを少なくしていき、ミリ単位で微調整して、自分の中心軸をさだめていきます。

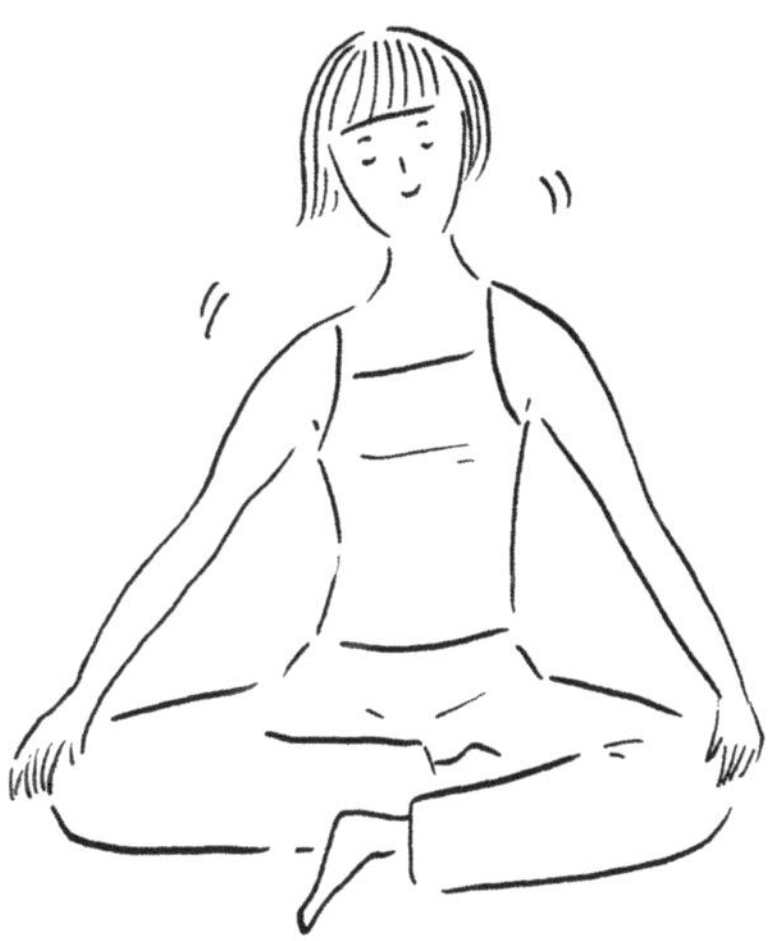

中心軸をさだめたら、次は背骨を最大限に伸ばしていきましょう。
背骨を伸ばすときのイメージを三つ紹介します。

①頭頂からヒモが出ていて、それを誰かに引っぱり上げられるように背骨が受動的に引き延ばされる。

②頭の上に大きな荷物を乗せていて、それを押しかえすように腰をすえ、背すじを伸ばす。

③身長計を押し上げるときの感覚で、頭頂までスラリと伸ばす。

座っていても立っていても、背骨と背骨の間にある椎間板にもわずかにスキマができるかのように、まっすぐに伸ばします。

背骨はエネルギーの通り道。詰まりがなくてすっきりした状態をつくることが基本になります。

いかがでしょうか？

姿勢を正すだけでも、気持ちまでもが、シャキッとしてくるのを感じるはずです。

●座るときの姿勢

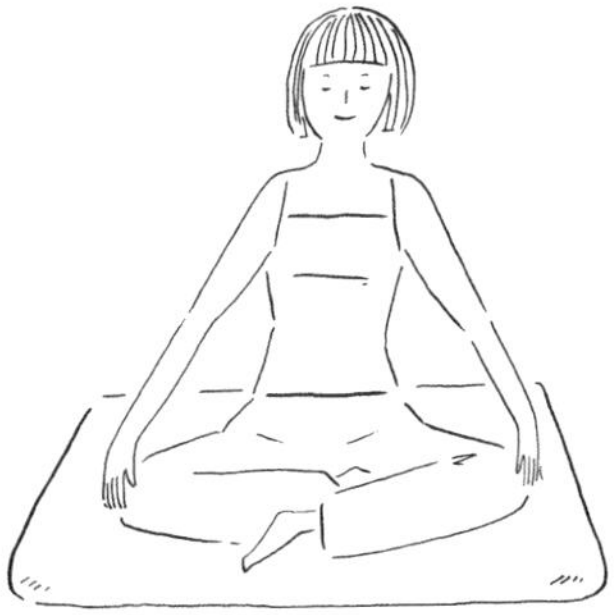

①楽な姿勢で座り、気持ちよく背骨を伸ばしていきます。

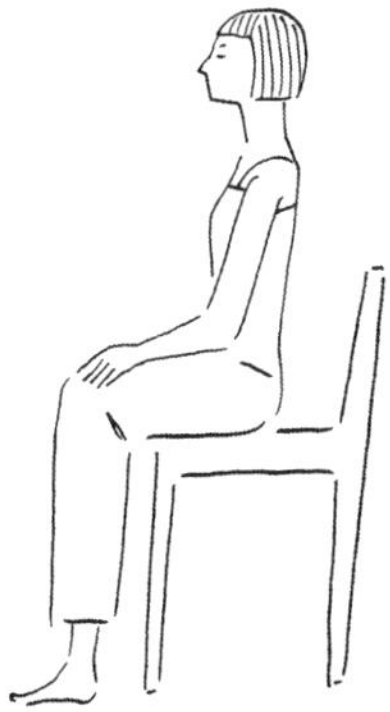

椅子に座っている場合は、背もたれに寄りかからず、骨盤を軽く起こすようにします。

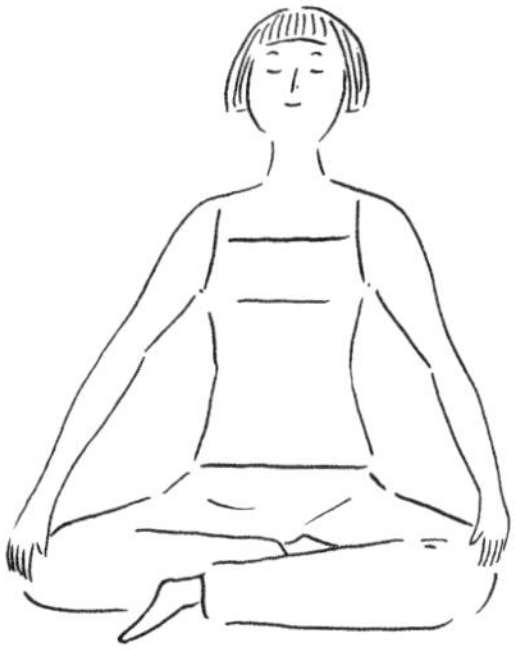

②肩甲骨を下げ、胸をひらき、手は楽な位置に置きます。

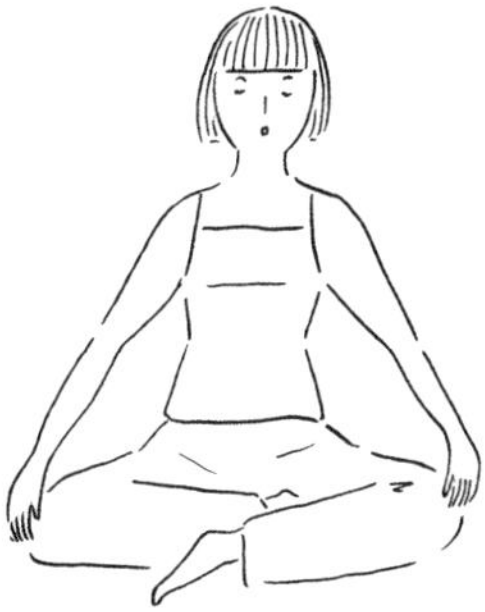

③軽く目を閉じて、ゆったりと呼吸します。

瞑想に導く準備運動

瞑想に理想的な身体の状態を、四文字熟語で表現すると、「上虚下実」。「上虚下実」とは文字通り、上半身は力が抜けていて、下半身は充実した状態のこと。人間の身体は、下のほうに力が集まった状態（陽）で、上のほうはリラックスした状態（陰）であるのが一番バランスがいいとされます。

また似たような四文字熟語で表現すると、「頭寒足熱」。人の身体は足元を温めて、頭を冷やすと、健康にいいとされます。

東洋医学の世界では陰の気（寒）は下に行きたがる性質があり、陽の気（熱）は上に行きたがる性質があると言われます。

日常生活でもエアコンを入れたときの部屋の空気や、お風呂の水なども、時間が経つと、下のほうが冷たくなってきます。空気や水は冷やされると、密度が増して下に溜まります。

人の身体もこれと同じです。つまり、低いところが暖かく（陽）、高いところが冷たい（陰）と、気の流れがスムーズになるのです。

しかし、ふだんの現代人はその正反対になりがちです。

●瞑想に理想的な状態

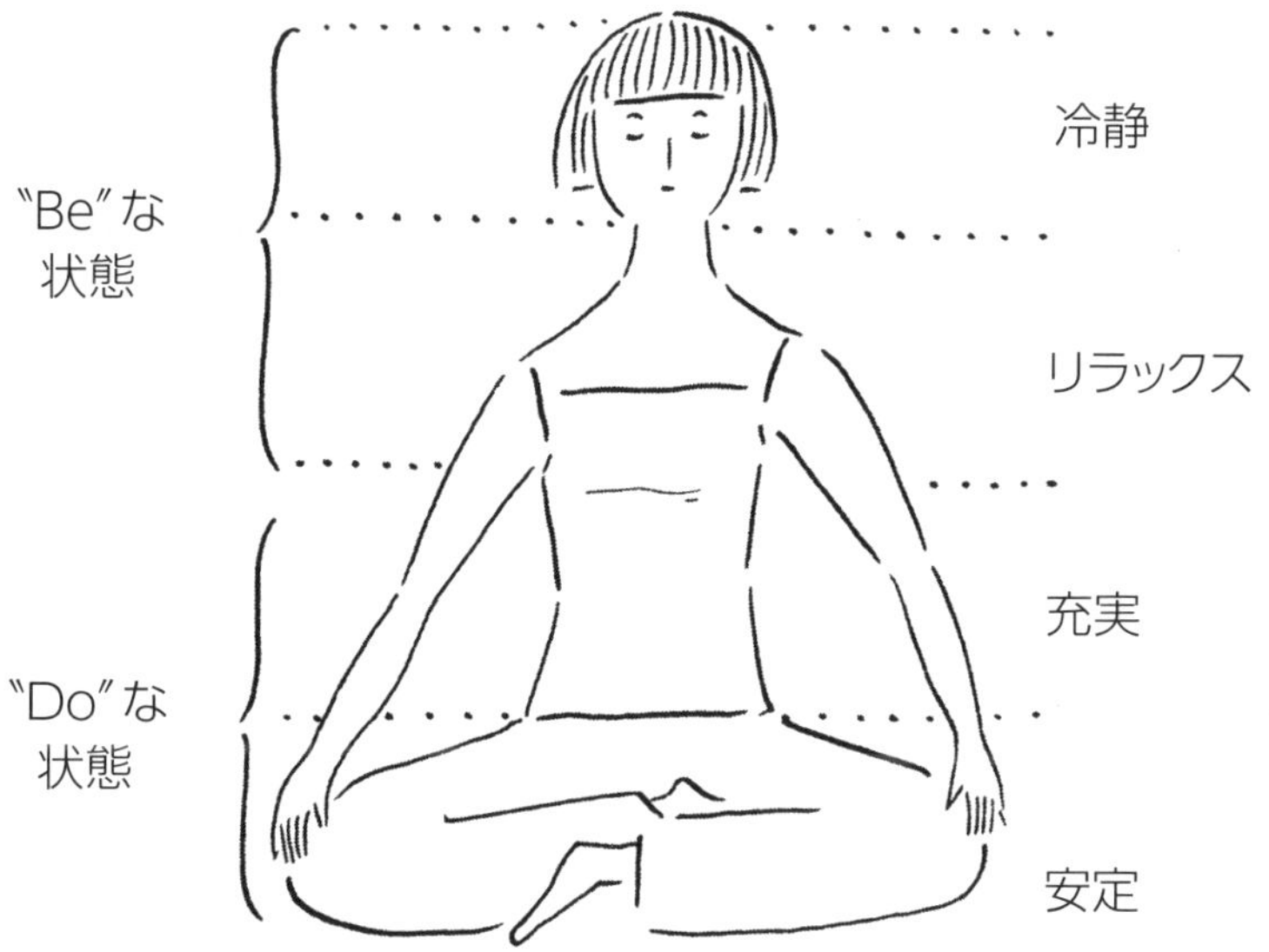

瞑想に理想的な状態とは、頭が冷静で、首や肩がリッラクスし、また下腹部は充実して、下半身が安定している状態のことです。言い替えると、下半身は「陽」（能動的"Do"）で、上半身は「陰」（受動的"Be"）な状態です。

携帯をいじったり、テレビを見たり、つねに何かを考えていることが多く、頭に気が上がりやすい生活を送っています。さらに、車社会や機械化の影響から歩くことが少なくなり、下半身、姿勢を維持する筋力が衰えています。

つまり、上半身に気が集まりやすく、下半身が不安定になりやすいのです。

この状態を「上虚下実」に調整するための、ヨガのテクニックである「三つのバンダ」を紹介します。

「バンダ」とは、身体の中でも最も心と身体のつながり結びつきの強いポイント（チャクラ）を調整し、気の流れを調えるためのテクニックです。

簡単に言うと、瞑想的な心をつくるための「身体の使い方のコツ」のようなもの。

この考え方・コツを意識しているかいないかでは、瞑想中の呼吸や心の質に大きな違いが生まれますので、ぜひやってみてください。

身体が安定して、快適な姿勢になることで、よりリラックスして瞑想に集中しやすくなるのを実感すると思います。

本書では、繊細な「バンダ」の感覚を、初心者のかたがすぐに「体感」できるようにイメージを使って誘導しています。

まずはバンダの説明をしましょう。

バンダには大きく分けて次の三種類があります。

1. ムーラバンダ＝骨盤底の引き上げ
2. ウディヤナ・バンダ＝下腹の充実感
3. ジャーランダラ・バンダ＝首の脱力

1. 骨盤の安定感…ムーラバンダ＝根気（下向きのエネルギー）

これは『会陰部を軽く引き上げることで、骨盤を安定させるテクニック』です。背骨をまっすぐに伸ばすには、土台である骨盤を安定させる必要があります。さらに、心を安定させ、自信を持つためにも、骨盤の安定感は重要です。

骨盤がしっかり安定すると、腰がすわっていて、根気強くものごとにとりくむことができるのです。

私たちは怖いとき、不安なときに「腰が抜ける」と言うように、下半身が安定しません。たとえばバンジージャンプをする前のように、すごく高い場所に立ったとき、恐怖を感じるとき、とても緊張してコチコチになってしまうような場面に立たされたときなど、ひざがふるえて、骨盤が不安定な状態になります。

そのような場面において、不安定になった私たちの心を「安定」させる秘訣は、骨盤を安定させることにあるのです。

具体的には、左右の坐骨に体重を均等に乗せ、下腹と骨盤まわりの筋肉を使って、骨盤を安定させていきます。すると、精神的にも地に足がついた感じが得られ、まるで自分の体が大木になって、へそから下が地面に埋まっているかのような、ゆるぎない感覚を得られます。

2．丹田の充実感…ウディヤナ・バンダ＝活力、集中力（上向きのエネルギー）

私たちは、ものごとに対して意欲的でやる気がある状態のときは、自然と腹圧がかかり、腰が上に伸びていきます。

そのような上向きの気の流れを再現していくのが、ウディヤナ・バンダです。

日本の言葉で言うと、「丹田の充実感」。下腹の奥のほうが充実して、おへそが内側に引き寄せられていく感覚です。

丹田の充実感は、やる気、信念、集中力、心と体のエネルギーを高めてくれます。

丹田の位置は、おへそから約9センチ下、仙骨の前あたりです。女性は子宮のあたりとも言われています。ここに適度に腹圧をかけてあげることで、腰への負担が減り、胸が広がって呼吸がしやすくなります。

ウディヤナ・バンダとは、かみ砕いて言うと、

「へそから上が、天に向かって伸びていくかのような、上向きのエネルギー」。

背骨が引き上げられていくことで意欲的な精神状態を感じていきましょう。

3．首から上のリラックス…ジャーランダラ・バンダ＝気楽さ、リラックス（エネルギーの解放）

瞑想の姿勢のポイントは、最大限に背骨をまっすぐに伸ばしながらも、首や肩の力は抜いて、それを最小限の力で快適に保ちリラックスすること。

がんばりすぎるとき、無意識のうちに首が緊張します。特に首は人間の急所なので、怒りやストレスを感じると、守ろうとして、ついつい首に力が入りがちになります。首のよぶんな力を抜いて、上半身をリラックスさせると、心もゆるんできます。

ジャーランダラ・バンダとは、噛み砕いて言うと、首を脱力させること。上半身のリラックスです。

首や肩周りをゆるめ、頭部を解放することでリラックスがより深まっていきます。

特に肩と、首の付け根、こめかみ、眉間、喉の奥の緊張に気づいたらゆるめていくようにします。

首から上の力を抜いて、頭のなかの「ひろがり」を感じていきましょう。

以上、この三つのポイントを意識することで、瞑想が深まりやすくなります。

次のイラストはこの三つのバンダをもとにした三ステップの準備運動です。瞑想の前にやってみましょう。

大切なのは、バンダというテクニックそのものにあるのではなく、その「姿勢」の先にある「呼吸」や「心理状態」の変化にあります。
正しくやろうとしすぎると、よけいに緊張やストレスを生むことにもなります。あくまでも、心と身体を快適で安定した状態に導いて、瞑想を深めるための手段だということを覚えておいてください。

【姿勢についてのおさらい】
・座る際のポイント→骨盤の安定感、背もたれに寄りかからない。
・立つ際のポイント→内股を軽くしめ、両足の裏で大地を感じる。
1. 骨盤を安定させる。
2. 下腹の腹圧を感じながら、背すじを伸ばして胸を開く。
3. 首や肩、上半身のよぶんな力を抜いていく。

●瞑想前の準備運動３ステップ

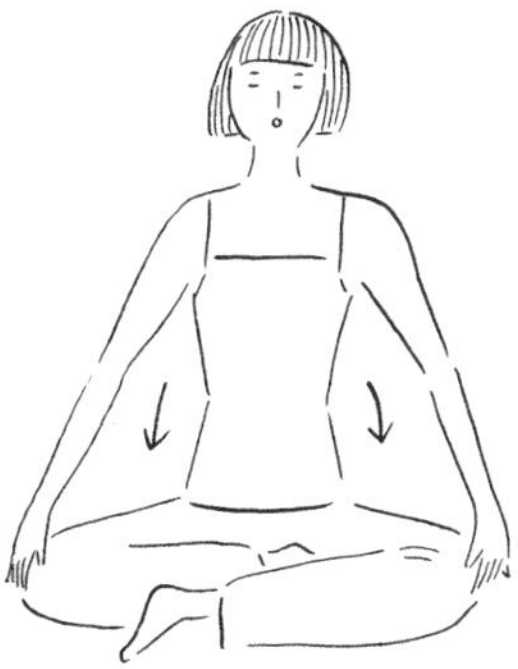

①骨盤の安定

腰が重くなって大地に沈み込んでいくようなイメージ。

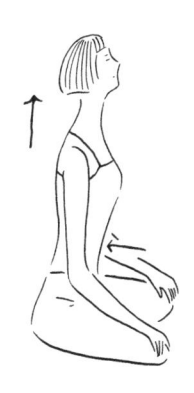

②腹圧による腰の伸び

身長計を押し上げるイメージで背すじを伸ばして、胸を開く。

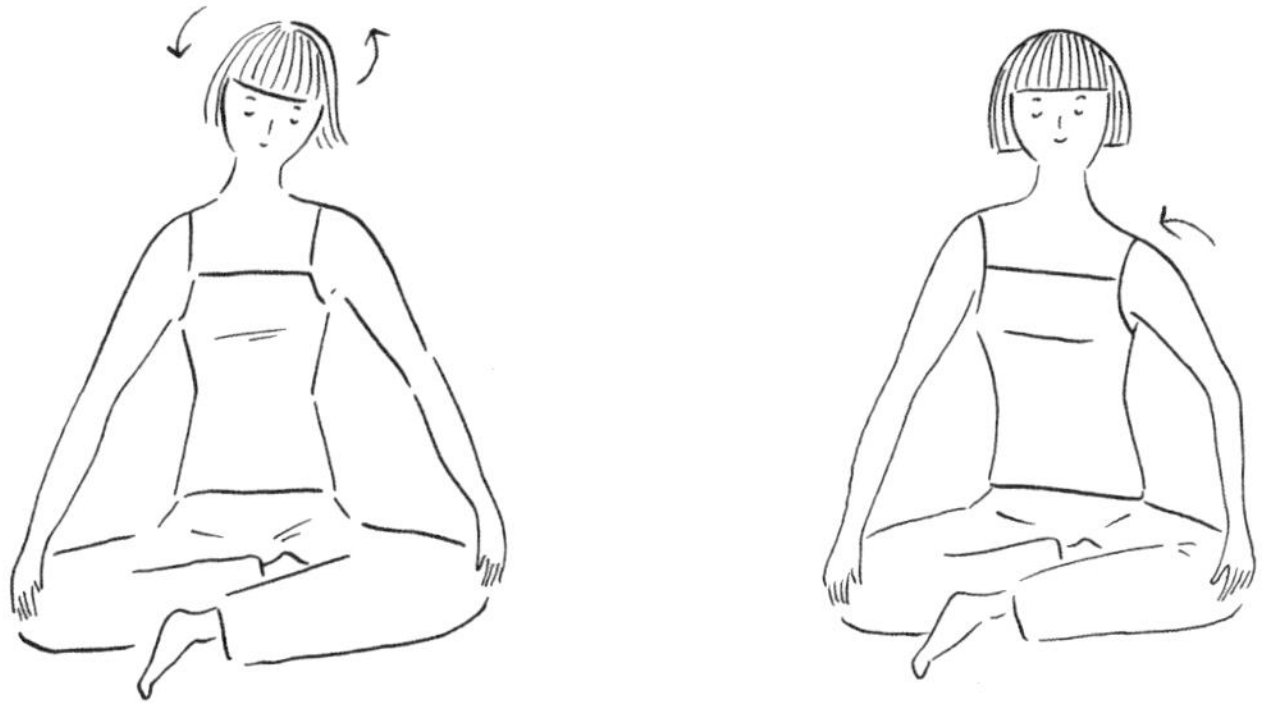

③首や肩周りのリラックス

首と肩を3回ずつ、大きくゆっくり回す。

瞑想のきほん② 呼吸

瞑想で呼吸が重要なワケ

姿勢が調ったら、次は「呼吸」に意識を向けていきましょう。

瞑想において呼吸を重要視するのはなぜでしょうか？　その理由は三つ挙げられます。

理由1　呼吸は心とつながっているから

私たちの「呼吸」は「心」と密接につながっています。

「息」という漢字は「自分」の「心」と書きますが、呼吸を観察すると、自分の心の状態がわかります。

たとえば、イライラしたり、興奮しているとき、私たちの呼吸は荒く、早く、短くなっています。

逆に心が穏やかなときは、呼吸は自然とゆったりと長くなっています。

呼吸の長さや強さは、私たちの気分や感情、心のふるまいに同調しています。

つまり、呼吸への「注意力」を鍛えることで、自分の感情に気づきやすくなるのです。

理由2　呼吸はつねに一緒だから

私たちは生きている限り、呼吸し続けます。

この世に生まれて最初の一息を吸って、この世を去るときに最後の息を吐ききるまで、どこに行こうとなにをしようと、呼吸はずっと一緒です。

このように一番身近な呼吸に集中できるようになれば、音や触覚、味覚など、ほかの感覚に応用することもできるのです。

理由3　呼吸に意識を向けることで「今、ここ」とつながるから

呼吸は、「今、ここ」にある「身体感覚」です。

呼吸に集中することで、「頭」であれこれ考えている状態から、「身体」を感じる状態へと切り替えることができます。

呼吸を感じることで、「心」と「身体」が一つになるのです。

瞑想に適した呼吸とは？

では、瞑想に適した理想的な呼吸とはどういう呼吸でしょうか。

結論から言うと、なによりも、自分が「気持ちのいい呼吸」であることが大切です。すごく当たり前のことのように感じるかもしれませんが、これこそが、これからお伝えするさまざまなテクニックの根幹になります。

なぜなら今からご紹介するテクニックが目指すものは、この「気持ちのいい呼吸」を味わっていたら自然に起こるものだからです。

伝統的なヨガでは、呼吸をコントロールすることで、感覚や心を制御できると教えます。しかし、初めてのかたが、呼吸法を正しくやろう、息をコントロールしようとがんばりすぎると、それが緊張を生み、かえって不自然な呼吸になりかねません。

まずは、自分が気持ちいいと感じること。そして、一生懸命になりすぎない。無理はしないこと。これが大事です。

その理由はのちほど解説しますが、まずはこのことを覚えておいてください。

鼻呼吸

基本的に呼吸は鼻で行います。
呼吸の量や湿度も調整されるため、呼吸の質においても口呼吸よりも優れています。
逆に、口で息を吸うと、のどの粘膜が乾燥し、免疫機能が低下する恐れがあります。

呼吸法のなかには、吐く息を口で行う方法もありますが、特に指示がない場合は、鼻から吸って、鼻から吐くようにしましょう。（※身体の緊張をゆるめるときは、口からゆっくりため息を吐くと力が抜けてリラックスします。）

呼吸の身体感覚を感じる

次のように呼吸に注意を向けることで、頭（マインド）で考えていた状態から、身体（ハート）で感じる集中した状態に切り替わります。未来や過去、ここではないどこかにさまよいがちな心を、「今、ここ」の身体につなぎとめることができます。
呼吸を感じるポイントを二つ紹介します。

1．鼻先を出入りしている息を観察する。

鼻から自然に出入りしている呼吸の流れに意識を集中させます。

乾いた冷たい空気が入ってきて、少し温かく湿った空気が吐き出されていきます。

その呼吸の質、温かさや湿り具合なども繊細に観察していきます。

まるで鼻先の門番にでもなったかのように、観察していきましょう。

2. 呼吸によって変化している身体の感覚を観察する。

呼吸によって、ふくらんだりしぼんだりしている身体感覚の変化を見守ります。お腹の奥のほうで感じていくと、身体と心が安定しやすいでしょう。

息を吐くときは、下腹が内側に引き寄せられていき、息を吸うときは、お腹と胸、身体の前面がひろがっていきます。

ゆったりとした呼吸を味わいながら、そのふくらんではしぼんでいく身体感覚の変化を繊細に観察していきます。無理にふくらませようとしなくても大丈夫です。ただ感じてあげるだけで、呼吸は深まっていきます。慣れてきたら身体全体と呼吸が一つであるという感覚にまで意識を向けていきましょう。

呼吸に集中する

やってみるとすぐにわかりますが、呼吸に集中するということもなかなかむずかしいものです。

なぜなら、私たちにとって息をすることは当たり前すぎることだからです。生まれて最初に息を吸って、死ぬときに最後の息を吐ききるまで、私たちは意識しなくとも呼吸しているので、あえてそこに意識を向けることに慣れていないのです。

特に最初は、とても退屈に感じられるかもしれません。また、呼吸に集中しようとしてみても、ものの数分で、心はどこかへいってしまいます。

では、呼吸にすべての意識を集中させるにはどうしたらいいのでしょうか?

マインドフルネスセンター創設所長のジョン・カバット・ジン博士はこう教えます。

「命がかかっているかのように呼吸する」

次の呼吸がこの人生で最後の呼吸であるかのように息を観察すれば、すべての注意を向けることができます。

瞑想で大切なことは、「集中」と「リラックス」。

それは弦楽器の弦の張り具合にたとえられます。いい音を出すには、弦を張りすぎず緩めすぎず、絶妙なバランスに調整していかなければならないのです。

瞑想は、がんばりすぎるとくたびれて、長続きしません。でも気持ちがいいだけでは、注意が維持できません。

とてもリラックスした、ゆったりとした気持ちのいい呼吸。

それと同時に、その一呼吸、一呼吸が「当たり前」ではなく、「ありがたい」と感じるほど、集中していくことが大切です。

ここで、当たり前にくりかえされている呼吸に集中するためのテクニックを二つ紹介します。

①呼吸を数える

鼻から入ってくる息、出ていく息を数えることで、一点に集中した状態をつくりましょう。

メトロノームを使って自分の吸う息・吐く息の長さを数えると、自然に息に意識が向かい、集中力が高まってきます。

これはシンプルですが、とても効果があります。


ただやはり、がんばって呼吸を深めようとするとリラックスしにくくなるので逆効果になってしまいます。あくまで「気持ちよく」、自然にくりかえされている吸う息、吐く息をただ数えていきます。

数えてみると、わずかに、吸う息、吐く息のペースやリズムも変化していることに気がつくかもしれません。数え終わったら、呼吸への集中は保ったままにして、自然な呼吸を味わいましょう。

②ハミングする

次に、ハミングする呼吸法を紹介します。目と口を軽く閉じて、舌先を上あごにつけていきます。ミツバチの羽の音のように声帯を振動させていきます。

少し高めの声で、脳を振動させるような感じがおすすめですが、自分が心地いいと感じる音の質を探ってください。

声を出すことで、息がゆっくりと吐き出され続けて呼吸が深くなります。慣れてきたら、自分が声を出していることすらも忘れ、まるで、どこか遠くの彼方から聞こえてくる音のようにその振動を頭全体で受信します。音を出すことよりも、振動を感じることに注意を向けていきましょう。最後に吐ききったら、呼吸の余韻を味わいましょう。声を出せないところでは、ゆっくりと遠くに息を吐ききるだけでも大丈夫です。

完全呼吸

呼吸法には大きく分けて二種類、「胸式呼吸」と「腹式呼吸」があります。

「胸式呼吸」は、「肋骨」の動きで肺を圧迫し、空気を出し入れします。

大量の酸素を一気にとり込むことができるので、交感神経が刺激され、体が活発になります。大きく呼吸できるので、特に、瞬発力が必要なスポーツに向いています。

「腹式呼吸」は、「横隔膜」の動きで、空気を出し入れします。ゆっくりと酸素をとり込むため、副交感神経が刺激され、体がリラックスするだけでなく、横隔膜が上下に動くため、内臓の血行も促進されます。

理想的な呼吸法は、これらを合わせたもので、「完全呼吸」と言います。胸式呼吸と腹式呼吸を合わせることで、両者のいいところをとりいれながら、最大限に呼吸することができるのです。

さっそくやってみましょう。

お腹と、胸に手をあててみてください。呼吸によってお腹と胸がふくらむのを感じます。

吸うとき、お腹がふくらみます。そして胸がふくらみます。吐くとき、お腹と、胸が同時にゆるみ、最後に、お腹をしぼって吐ききっていきます。

また息を吸うと、お腹がふくらみ、続いて、胸がふくらんでいきます。

息を吐くときは、お腹と胸がゆるみ、最後に腹で吐ききっていきます。

身体のなかの気の流れをイメージすると、わかりやすいかもしれません。

息を吐ききるとき、丹田にエネルギーが集まっていきます。

吸う息では、その丹田の気が上昇し、胸を内側からふくらませていきます。

吐く息では、お腹と、胸の力がゆるみ、そして、吐く息の終わりでは、また丹田にエネルギーが集まり充実していきます。

まとめると、完全呼吸とは、吐くときに「腹式呼吸」を意識し、吸うときに「胸式呼吸」を意識すること。

吸う息の終わりでは、胸が内側からもひろがっていき、吐く息の終わりでは、お腹が充実していく。そんなイメージで呼吸をしていくと、お腹と胸を使った完全呼吸になります。

現代人は呼吸が浅い

瞑想、ヨガをはじめたばかりのかたには、

「深い呼吸ができない」

「胸がふくらまない（または、お腹がふくらまない）」

とおっしゃるかたが多いです。その理由は、呼吸筋群（肋骨の間や横隔膜、肺の周辺の筋肉群）がかたくなっているからです。

これは股関節の筋肉がかたくなって開脚が苦手に感じるのと同じで、肋骨の間や横隔膜など、肺の周辺の筋肉群がかたくなることで、呼吸が抑圧された状態になっているのです。

特に現代人は呼吸が浅く、日頃の呼吸では肺の約三割しか使っていないと言われています。

では、なぜ呼吸筋がかたくなるのでしょう?

呼吸が浅くなる原因は、大きく分けて心理面と身体面の二つがあると思います。

【呼吸が浅くなる原因①】心理面「感情の抑圧」

ストレスや感情が抑圧されることで、呼吸筋が緊張します。

抑圧が習慣化されると、ハートが閉じた状態になり呼吸が浅くなってきます。

【呼吸が浅くなる原因②】身体面「悪い姿勢」

現代社会では、車社会や機械化の影響から、姿勢を維持する筋力が衰えています。

その結果、姿勢を維持するためのインナーマッスルが弱って姿勢が悪くなり、「胸呼吸」や、「肩呼吸」になっているのです。さらにその状態で、呼吸筋が緊張したり、癒着していると、呼吸を深めることがむずかしくなってきます。

このような心理面と身体面での制限によって、呼吸に関する筋肉がこわばっているのです（これらの呼吸筋群が緊張した状態のまま、無理に呼吸を深めようとすれば、呼吸筋を痛める危険性もあります）。

呼吸は浅くても深くてもどちらでも大丈夫。

まずは気持ちよく呼吸を味わい、無理のない範囲で実践をくりかえしていけば、呼吸筋も柔らくなっていきます。

また瞑想の前に、あらかじめヨガのポーズやストレッチなどで呼吸にかかわる筋肉をゆるめると、さらにゆったりと呼吸できるようになってきます。

息の終わりを手伝う

マインドフルネス瞑想では、通常、呼吸を操作しませんが、本書では初心者のかたが瞑想を深めるための準備段階として、呼吸法も紹介します。

これによって、ストレスや感情の抑圧によってこわばった呼吸筋をゆるめることができます。

まずは意識的に、吐く息の「終わり」を手伝います。

息を吐ききると、吸うのは身体が自然とやってくれるので、まずは吐く息だけ意識していきましょう。
吐く息は副交感神経とつながっているので、ゆっくりと吐くことでリラックスが深まっていきます。

「どこまで吐けるんだろう？」

そんなふうに息の終わりに興味を持って、集中して観察していくと、自然と呼吸が細く、長く引き延ばされていきます。
ゆっくり、遠くに、細～く吐いていくようなイメージで、ゆったりとした呼吸を味わっていきます。慣れてきたら、同じように吸う息の終わりも意識していきましょう。

また、すべての呼吸をコントロールしようとすると、気持ちのいい呼吸にはなりません。より自然でなめらかな呼吸にしたければ、息の終わりは能動的（do）に、息のはじまりは受動的（be）にしていくようにします。
能動的に呼吸するパートと、受動的に呼吸を感じるパートを分けることで、呼吸にメリハリがついて息の波に乗りやすくなります。

息の終わりを「少し手伝う（do）」

息のはじまりを「身体に委ねる（be）」

この二つのコンビネーションによって、徐々にふり幅が大きくなって、肋骨や横隔膜などの呼吸にかかわる筋肉をゆるめていくことができます。

吐く息の終わりは少し手伝い、（do）
吸う息のはじまりは身体に委ね、（be）
吸う息の終わりを少し手伝い、（do）
吐く息のはじまりは身体に委ねる。（be）

まるでブランコのように、息の終わりを少し手伝って、手放して、また少し手伝っていき、手放していく。そして、ある程度呼吸が深まってきたら、呼吸をコントロールせずにただ感じていくことに専念します。

間を感じる

瞑想が深まったときの呼吸は、厳密には「深い呼吸」ではなく、「細くて長い呼吸」です。定期的に実践し続け、瞑想が深まってくると、息の終わりに近づくにつれて、息が細く長くなっていきます。ずっと息が続いているような、一瞬、息が止まっているかのような「間」が生まれます。その瞬間、呼吸も、時間も、心の働きまでもが止まっているかのような、「無風状態」。鼻先にティッシュを置いても動きがないくらい、とても穏やかに気が流れている状態です。

慣れてきたら、この息と息の折り返しに訪れる「間＝静寂」も味わいます。

瞑想を深めるうえで、この「間」はとても大切です。ただし、無理に息をとめるのではなく、

「あ、気づいたら今、呼吸をするのを忘れていた」

そんなふうに、自然に息が引き延ばされて止まった状態が理想です。

ただ、これは生理反応なので、自然と訪れるもの。自分の意志ではどうしようもありません。だから絶対に、無理をしないことが肝心です。

むしろがんばって深めようとし続けると、それが緊張を生み、瞑想が深まりません。

ですので、あくまで気持ちいいと感じる範囲で、リラックスして、呼吸の余韻や間を味わっていくようにしましょう。

瞑想のギモン　Q&A

Q．どんな座り方がありますか？

A．姿勢の基本は、骨盤を起こして、背骨を伸ばし、安定して快適であることです。手の位置や、足の組み方に決まりはありません。しかし、ここでは、より具体的な座り方を紹介します。

・あぐら…楽な瞑想姿勢
・半蓮華座…片方の足を反対側のももに乗せる瞑想姿勢
・蓮華座…両方の足先をそれぞれ反対側のももに乗せる瞑想姿勢（足首・ひざ・股関節が柔軟なかた向け）
・正座…日本では親しみ深い瞑想姿勢
・椅子座…背骨をまっすぐに伸ばしやすい瞑想姿勢（背もたれに寄りかからず、骨盤を起こして、浅めに腰掛けるようにします）
・仰向け…布団やマットの上で仰向けになる。誰でもできる瞑想姿勢

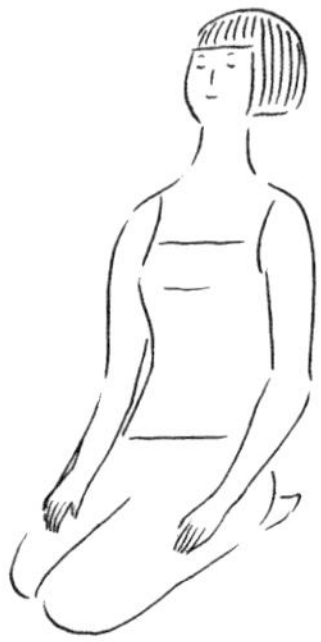

正座

両ひざを曲げて、両足の裏にお尻が乗るように座ります。

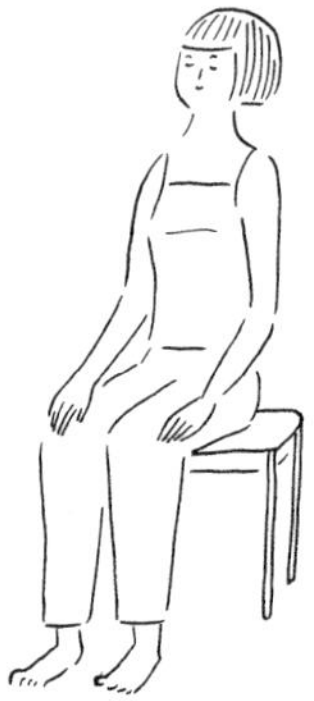

椅子座

ひざは直角になるようにし、両足の裏はしっかりと床につけます。背もたれにはもたれず座ります。

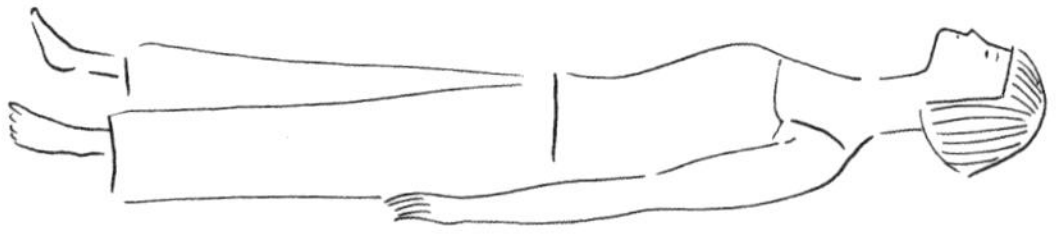

仰向け

地面にしっかりと身体をつけ、リラックスしながら仰向けに横たわります。両足は肩幅ぐらいに開きます。

●瞑想時の座り方の例

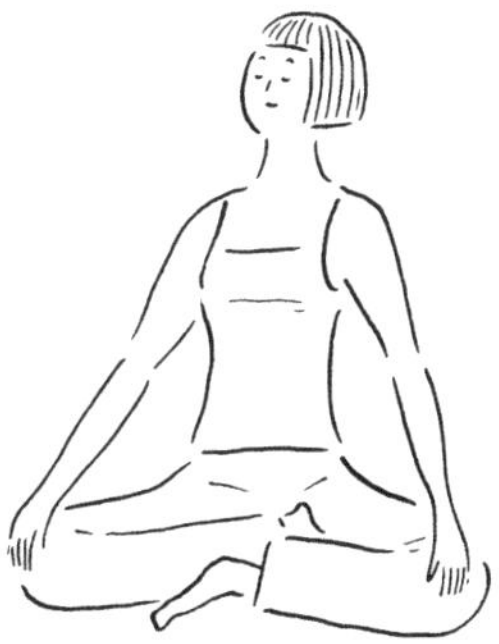

あぐら

両足のかかとを足の付け根部分に引き寄せるようにして座ります。身体のかたい人にもおすすめです。

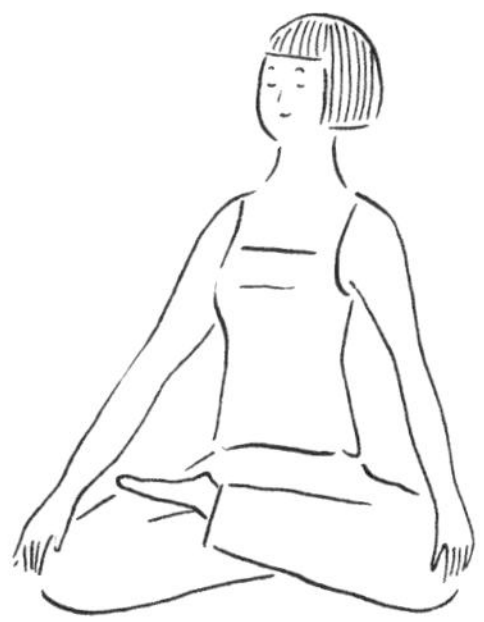

半蓮華座

右足のかかとを左太ももの下に敷き、左足のつま先を右足の太ももの上に乗せます（足はそれぞれ逆でも大丈夫です）。

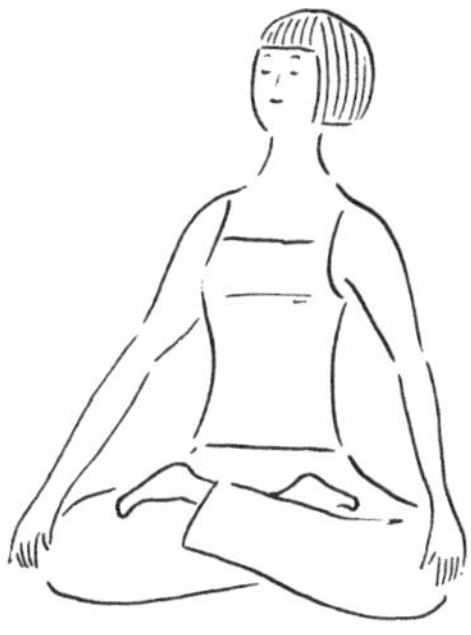

蓮華座

右足のつま先を左足の太ももの上に乗せ、左足のつま先を右足の太ももの上に乗せます（足はそれぞれ逆でも大丈夫です）。

Q. 瞑想中の手の位置は？

A. 手は楽な位置に置いて結構です。

基本的には、手のひらを上に向けると、胸がひろがりやすいです。

ひざの上に手のひらを上に向けて置いたり、色々試して一番落ち着くところを探っていきましょう。

また、必ずしもこのかたちにする必要はありませんが、瞑想が深まりやすいとされる手のかたち、「印」についても下のイラストで紹介します。

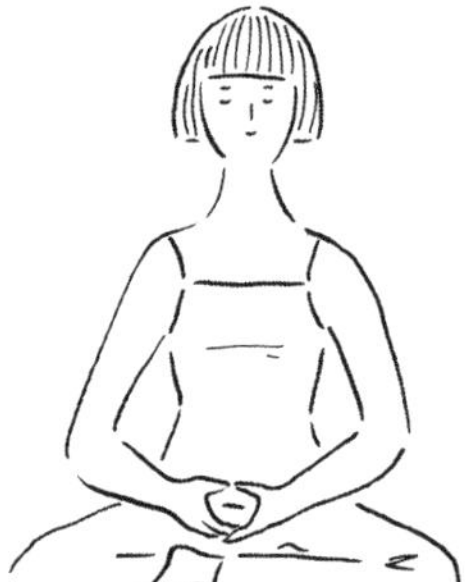

法界定印《ほっかいじょういん》

組んだ足の上に右の手のひらを上にして載せます。左手も同じように手のひらを上に向けて右手に重ね、両手の親指を合わせます。

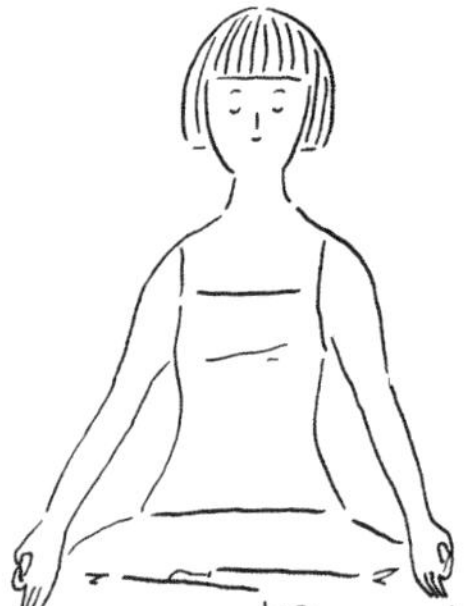

智慧《ちえ》の印《いん》

親指と人差し指をつけて、他の三本指は自然に伸ばした状態の印を結びます。

Q. 瞑想中は目を閉じたほうがいいですか?

A. 目は軽く閉じるか、半眼で一点を見つめるようにします。

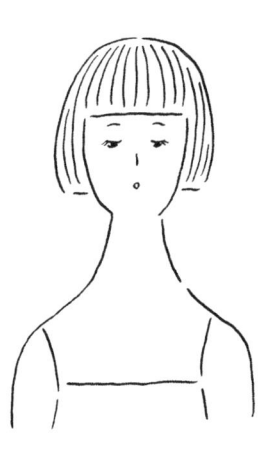

目を開ける場合は、どこか小さな点を凝視すると集中が深まります。凝視といっても、見つめようとするよりも、見えるものを見えるままにしておくイメージです。

基本は目を閉じて、眠くなったら目を少し開けたりするなど、使い分けてもいいかもしれません。伝統的な瞑想のテクニックには目を閉じた状態で第三の目(眉間)あたりを見上げるというのもありますが、色々試しながら、自分がどう感じるかを優先してください。

また顔の力も抜きます。口は噛み締めないで、わずかに開くようにします。喉の奥もゆるめておきます。やはり伝統的なテクニックで、舌を口蓋につけるというものもあります。

Q. どんな服装がいいですか？

A. 服装は、体を締めつけないものがいいです。特にお腹や首を締めつけず、呼吸が楽にできるものが良いでしょう。

仰向けで瞑想をする場合は、できるだけ温かい格好で、布団やマットの上で仰向けになります。毛布にすっぽりと包み込まれるようにして、アイピローを目の上にかけるとよりリラックスできます。

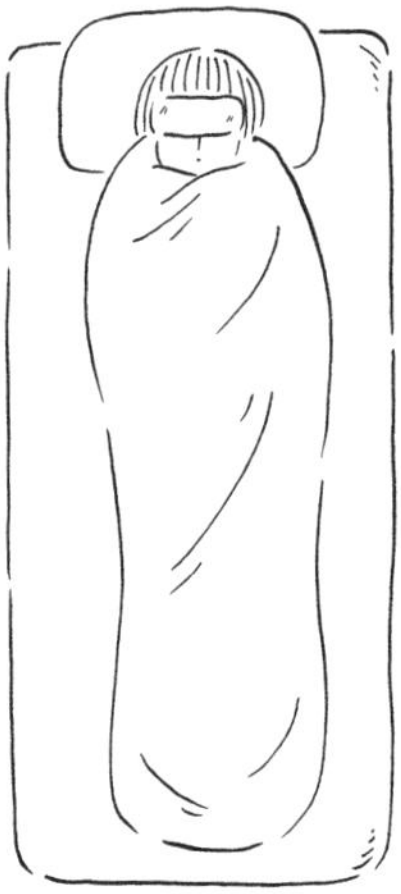

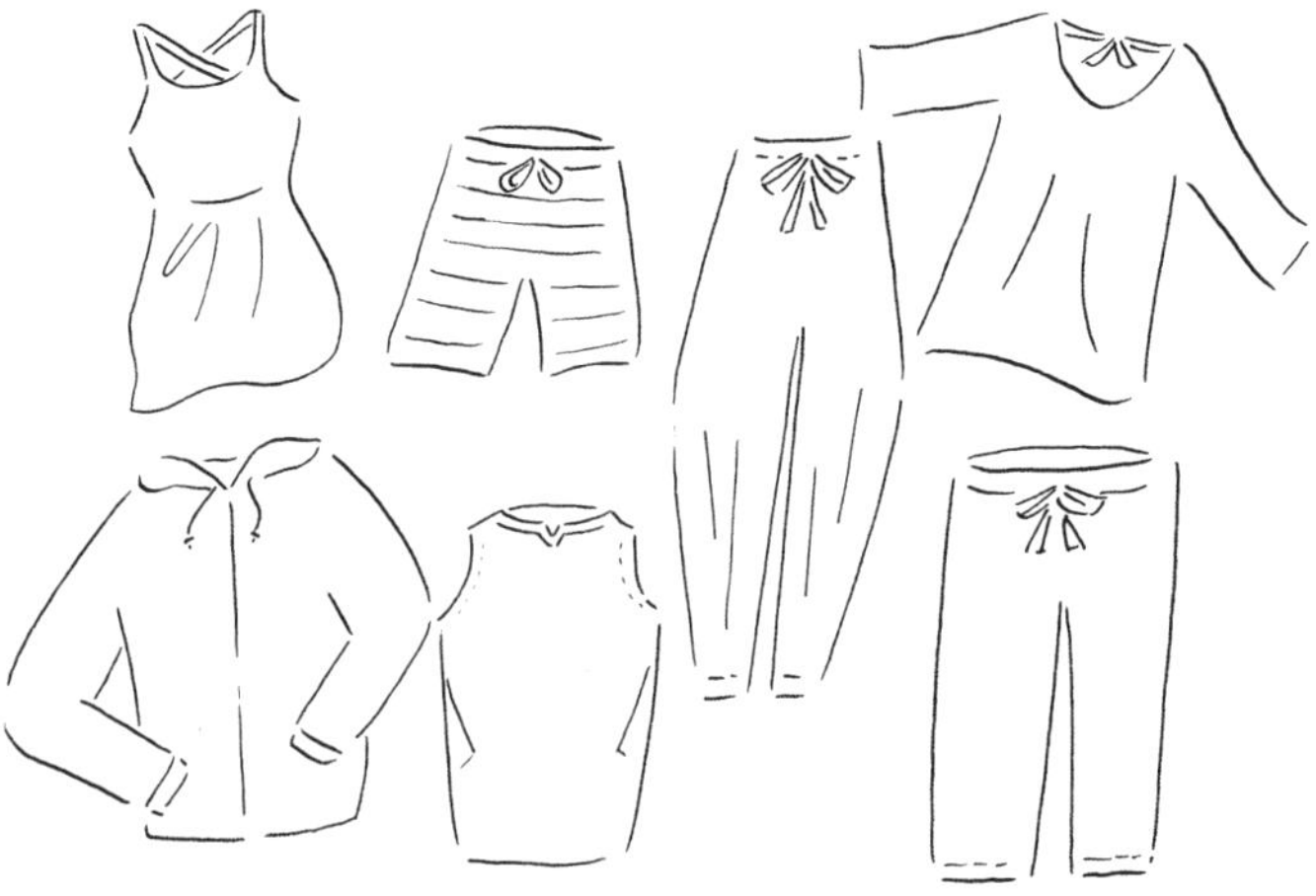

Q. 座布団を使ってもいいですか？

A. 座布団などをお尻にひくと骨盤が置きやすく、足が痛くなりにくいです。
厚めの坐布団、もしくは座蒲《ざぶ》（高さ一五センチくらいの丸い座布団）があると座骨が安定しやすくなります。

Q. 瞑想をするのにおすすめの時間帯は？

A. 基本的にいつでもできます。
朝起きてすぐ、太陽の光をあびながらの瞑想も気持ちいいです。

夕食の前も気持ちをリセットできていいですね。

シャワーを浴びたあとなど、清潔な状態も瞑想が深まりやすくなります。

夜寝る前に行うと、睡眠の質も上がります。

静かに座る瞑想で瞑想の感覚がつかめたら、日常生活の中にも動く瞑想をとりいれていきましょう。

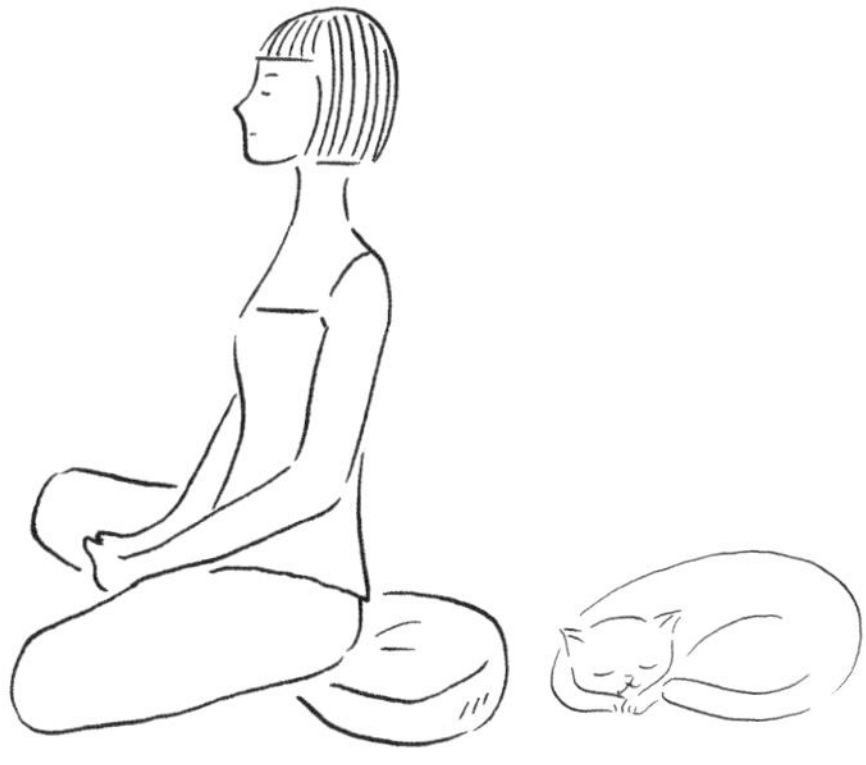

Q. 音声ガイドの効果的な使い方を教えてください。

A. 短くても毎日実践することが大切です。忙しい日には三分の瞑想だけでも構いません。例として、8週間のプログラムを紹介しましょう。あくまで例ですので、参考にしながら自由に組んでいただいて結構です。

第1週〜第2週は「夜の瞑想」を中心に行う。第3週〜第4週は「朝の瞑想」を中心に行う。第5週〜第6週は「夜の瞑想」と「朝の瞑想」を一日おきに行う。第7週は朝に「朝の瞑想」、夜に「夜の瞑想」を行うなど、自由な組み合わせで行う総合トレーニング。第8週はあなたオリジナルのプログラムを作成して実践してみる。

【オリジナルプログラムのためのトラックの組み合わせ例】

・ロングバージョン…トラック1／2／3／4／13／14／15
・スキマ時間の9分瞑想…トラック12／8／9
・心を穏やかにしたいとき…トラック1／3／4／11
・寝る前の感謝の瞑想…トラック12／13／14／15／10

このように、自由に組み合わせて使ってみてください。なお本書の特典として、こちらの8週間プログラムの音源と音楽なしの瞑想音源を用意しています。特典ページからダウンロードして日々の実践にご活用ください。

Chapter 2

マインドフルネス瞑想
実践のコツ

瞑想を深める5つのポイント

前章では、瞑想に適した姿勢や呼吸法などの瞑想の基本をお伝えしてきましたが、この章では、マインドフルネス瞑想を実践していく上で、知っておくといいコツを紹介していきたいと思います。

まずは、マインドフルネス瞑想を深めるための大切なポイントを5つ、挙げてみましょう。

1. 今、ここに在る

瞑想をしてみると、「今、ここ」よりも、「過去」や「未来」に思いをはせている時間のほうが長かったことに「気づく」かもしれません。

人間の「思考」は一つのことに集中するのが苦手で、すぐに「過去」や「未来」、「ここではないどこか」へ飛んでいきます。

私たちの頭のなかは、やるべきこと、考えるべきことでつねにいっぱいになっています。それに加えて、将来に対しての期待や心配、または、すでに終わった過去の出来事を考えています。

忙しくなるとさらに頭のなかはいっぱいになり、なにかを同時進行でやりながら、我ここにあらずの状態におちいりがちです。

たとえば、食事の時間も今日こなすべき家事のことを考えていたり、子どもと公園に遊びに来ているのに嫌な上司に言われた一言について考えていたりします。

そもそも、そのような思考によって、自分が大きなストレスを感じていることにも気づいていません。

瞑想は、そんな注意が散漫になった状態から、意識を「今、ここ」に向けて集中した状態にしていきます。瞬間、瞬間、自分の内側と外側で起こっていることに気づき、あるがままを観察し続けていきます。

そして、心が未来や過去、外の世界に向かったら、それに気づいた時点で「今、ここ」の現実に引き戻します。

しかし「今、ここ」が、大切なことは頭では理解できますが、つねにそう意識するのはむずかしいものです。だから、くりかえし、一瞬一瞬に注意を向け、「心が100%、今という瞬間に向き合っている状態」であることを練習するのです。

マインドフルネス瞑想では、「過去、未来」に向かった状態から、「今、ここ」につなぎます。

2. 何もしない

マインドフルネス瞑想で、唯一することがあるとすれば、「何もしないこと」です。この瞑想では、リラックスしようとしたり、呼吸を深めようとすることはやめ、考えることもやめて、頭と身体のスイッチをＯＦＦにします。

思い通りにコントロールしようとする「doing」モードから、努力せずにただ存在する状態「being」モードに切り替える意識が重要なのです。

何かを得ようとする気持ちや、すべての方向性を手放します。

何かを得ようとするとき、どこかに向かおうとするとき、「今」がそれを得るための手段になってしまいます。そうではなく、ただ「今、ここ」に存在することを目的にしていきます。

マインドフルネス瞑想を実践するときは、これまでの努力や目的意識、また結果に対する期待も一度手放して、「being」モードに切り替えていくのです。

「今、ここ」にただ静かに存在していることが人生の目的であるかのように、「何もしないこと」に専念します。

3. ジャッジしない

この瞑想では、**感じたもの、気づいたことに対して、良い、悪い、と評価や判断をしないようにします**。思考や言語というフィルターを通さずに、対象をダイレクトに感じることを目指します。

頭（マインド）ではなく、身体（ハート）で、感覚を感覚として直接受信していくトレーニングです。

私たちの頭は、目に見えるものほとんどすべてのものに対して、ジャッジして、レッテルを貼って、細かく分類して理解しようとします。

まるで頭のなかに裁判官がいるかのように、なにかを見た瞬間、聞いた瞬間、誰かに会った瞬間、無意識のうちに快、不快、良い、悪い、キレイ、汚いなどと判断する傾向にあります。

それは自分特有の色眼鏡（思い込み、考え方）を通して世界を切りとり、自分のモノサシで、それが自分にとってどれくらいの価値があるのかを判断しているのです。

眼鏡をかけていることをつい忘れてしまうのと同じで、ふだんはそれに気がつくことができません。そのような評価や判断は、自動的、瞬間的に起こるからです。

マインドフルネス瞑想では、このような自動的に湧いてくる思考も観察します。

たとえば、

「今日は集中できない」

「今日は調子がいいぞ」

もしくは、

「この誘導の声が好きじゃないなぁ」


といった思考に気づくかもしれません。

大切なことは、ジャッジしていることに気づくこと。そのような評価や判断が心に浮かんだことに気づいたら、その時点で、手放すようにします。

そして、次に大切なことは、ジャッジする自分を「ああ、またジャッジしてしまった。自分はダメだ」とジャッジしないこと。判断をしている自分に気づいたら、そんな自分を判断せずに、優しく受けいれるようにします。

瞑想中は、このような頭のなかの裁判を一時的にお休みさせて、内側に対しても外側に対しても判断しないようにしていきます。

4. 受けいれる

マインドフルネス瞑想では、呼吸に集中しますが、呼吸のパターンやリズムは変えません。また特定の状態を目指しません。

それは、マインドフルネス瞑想が、「今この瞬間に自分のなかで起きていることに気づき、それに評価や判断をくだすことなく、ありのまま受けいれる在り方」を育てていく心のトレーニングだからです。

私たちは、大人になり、社会で生きていく上で、自分の素直な気持ちや欲求に抵抗するクセがついてきます。特にネガティブな感情や感覚は、否定したり、抵抗したりしがちです。不快な感覚に気づいたときは、反応的にならず、穏やかに、優しい眼差しを向け、自分が感じていることをありのまま受容していきます。

瞑想が深まると、感受性が高まるので、ふだんは気がつかない色々な思考や感情に気づきます。過去の抑圧した思いや感情がふと湧いてくることもあります。

その場合も、自分が感じていることを否定せず、受容的、共感的にその感覚と向き合うようにします。一時的に、嫌な感覚、不快な感情になったりするかもしれませんが、やがてそれも身体のなかを通りすぎていきます。

どうしても受けいれられないときもあるかもしれません。その場合は、その「受けいれられないこと」に気づき、「受けいれられない自分」をあるがままに受けいれるようにします。

このような在り方によって、自分自身に対する思いやりと受容の心が育まれていきます。

5. 毎日やる

マインドフルネス瞑想は、頭で理解するだけでは意味がありません。

実践して身につけるもの、体得するものです。なので、毎日やることが肝心です。最初は短くても構いません。

通勤時間やトイレなど、ゲーム感覚で日常にとりいれていくことで、瞑想を続けましょう。とても忙しく、毎日できていないことに罪悪感を感じるようでしたら、一分でも呼吸に意識を持つことで「瞑想した」ことにしても大丈夫です。

大切なことは、日々、「今、ここ」に在ろうと意識することなのです。

静と動の練習

残念ながら、この本を読んだらすぐにマインドフルネス瞑想をマスターできるものではありません。

それには「脳と心の筋トレ」と称したように、訓練が必要です。

たとえば、合気道をマスターしたいと思ったら、本を読むだけでは身につきません。頭での理解だけではなく、身体で習得していくものです。それに必要な、身体感覚や筋肉をつけていかなければなりません。

また、身体を鍛えてかっこいいお腹になりたいと思ったら、月に一回だけトレーニングに行くのでは不十分です。定期的にトレーニングする必要があり、それ以外の時間も「自分は今、鍛えているんだ」と、意識し続けることで効果は倍増します。そのように意識することで、日常生活でも、食事に気をつけたり、階段を選択したり、小さい積み重ねによってさらに身体が変わります。

同じように瞑想も、本などでテクニックや哲学的なことは学べますが、その核心部分は、実践しないと理解できません。

そしてまた、7日間だけとか、一ヶ月だけとか、一定期間だけやればいいというものでもありません。継続していく必要があります。


でも、その効果を感じはじめるのにそれほど時間はかからないでしょう。

「あれ、なんだか気持ちが軽い」「今日はいつもより他人の言葉が気にならなかった」「仕事がはかどった」など、最初はちょっとした気づきがあるかもしれません。

続けるうちに、自分が変わっていくのを確かに実感できるようになり、そして瞑想をすることが習慣になれば、無理して「瞑想をするぞ」と意気込まなくとも、自然に瞑想的な生活が送れるようになっていくのです。


身体を鍛えるには、通常は次のような二種類のトレーニングをします。

1、特定の時間をもうけて鍛える→ジムに行ったり、教室に通う。
2、日常生活で筋トレを意識する→階段を上ったり、子供を抱えたり、重い荷物を持つときも筋肉を意識して行う。

心の筋肉を鍛える場合もこれと同じです。

1にあたる基本の実践は、瞑想です。

座ったり、仰向けになった状態で行います。そして、意識する対象は、筋肉の代わりに「呼吸」です。

もっとも身近にあり、もっとも退屈な呼吸を注意の対象にすることができれば、身体感覚、聴覚、味覚などにも応用ができます。

まずは、静止した状態で「マインドフルネス」の感覚をつかみ、慣れてきたら、それを日常生活のなかにもひろげていきましょう。

身体を鍛えたい人が、日常生活で筋トレを意識するのと同じように、座る、歩く、食べる、話す、運転するなど、いつもの日常的な動きのなかでも意識を集中させ、自覚しながら行うことで、マインドフルネス瞑想を実践できるのです。

気づく力（アウェアネス）を高める

本書は、初心者のかたでも瞑想を深めることができるように、姿勢や呼吸法などさまざまなテクニックを紹介しています。

マインドフルネス瞑想では、呼吸の長さをコントロールしたり、また積極的に瞑想状態を求めたりすることはしません。できるだけ、自然にまかせておくようにします。

呼吸に意識を向けるのは、あくまでも「鼻孔を出入りする息の流れやその量」、「お腹や胸の筋肉の収縮、弛緩」などの呼吸にともなう身体感覚を、注意を集中させる対象として使うためです。

この瞑想では、目的に向かって「努力」したり、思い通りに「操作」しようとするのではなく、「現実をありのまま観察すること」に重きを置いているのです。

ここで大切なのは、「気づき」です。

マインドフルネス瞑想は、自分の内面で起きていることに自分で「気づく力」を高めていきます。

このような「気づく力」のことを、「アウェアネス」、「セルフモニタリング能力」、「自覚力」などと言います。

では、なぜマインドフルネス瞑想で、「気づく力」が高められるのかを解説していきます。


頭のなかのおしゃべりは自動的に湧いてきます。

それは、身体の感覚や、痛みを訴える声であったり、未来に対する期待だったり、過去に対する後悔だったりと、さまざまです。私たちは、ふだんはその思考と一体化していて、ほとんど気づいてません。

マインドフルネス瞑想では、自然に湧き起こる「考え」「感情」も現在という瞬間の出来事としてとらえて、それに巻き込まれないようにしていきます。

たとえば、

「今日のお昼は何しようかなぁ」

と考え、

「また思考している。今日は集中できていないいな」

と、考えたことに対して考えたり……。

思いや思考は泡のように湧いてきますが、瞑想中は、一つ一つの考えのなかに入り込まないようにし、少し引いたところから、まるで「他人事のように観察」し続けていきます。

ふだんは一体化している自分の「思考」も「感情」も一つの出来事として対象化します。

これは一緒にいすぎて相手のことがわからなくなったカップルが、あえて少し距離をおくことによって、お互いのことがよく見えてくるのと似ています。対象が近すぎると見えないことも、適度に距離をとるとよく見えたりします。

このような実践をくりかえすことで、「気づく力」が高まり、「自分」と「思考」や「感情」との間に「スペース」が生まれるのです。

そしてさらに実践を深めていくと、

「頭のなかの声」

と、それに気づいている、

「意識」

は、別のものであるという感覚になってきます。

自分の意志とは無関係に、勝手に湧いてくる思いや思考とは別の、

「観察している自分」
がいることに気がつくのです。

たとえば、

呼吸を意識している私 ↑ に「気づく自分」
呼吸から注意がそれた私 ↑ に「気づく自分」
「集中できない」と思った私 ↑ に「気づく自分」

といったように、注意がどこかにいっていたことに「気づく自分」、何かを考えたことに「気づく自分」がいることに気づきます。

つまり、さまざまな思考を客観的に見ることができる私は、「思考」ではないということがわかります。

このようにくりかえし、自分の心を客観的に観ることで、「気づく自分」が養われ、無意識的な思考や感情から解放され、ストレスが軽減されていくのです。

浮かんでくる雑念の対処法

思考のラベリング

妄想や雑念をとりのぞくための「ラベリング」というテクニックを紹介します。一瞬一瞬、生じている身体感覚や思考に「気づき」続けることができれば、妄想や雑念はとりのぞけます。

今経験している出来事に、気づいて、気づいたことを言語化し、自覚をすることを「ラベリング」と言います。
まさに、ノートにラベルを貼っていくようなイメージで、感覚を感じたら、その直後に「ラベリング」し、「今、ここ」の出来事を「言葉」で確認していきます。

ラベリングは声に出さず、心のなかで一度だけ唱えます。

音が気になったら、**「音」**
仕事のことを考えたら、**「雑念」**
眠くなったら、**「眠気」**
ほおがかゆくなったら、**「かゆみ」**
足がしびれてきたら、**「しびれ」**
食べ物のことを考えたら、**「雑念」**
腰が痛くなってきたら、**「痛み」**

このように、感じた感覚を心のなかで言葉で確認し、気づきを入れていきます。
また妄想や雑念をとりのぞくためだけでなく、感覚に集中するためのテクニックとしても使えます。

息を吸うときに、**「吸う」**
息を吐くときに、**「吐く」**

このように一つ一つの呼吸をラベリングすることで注意を向けなおすこともできます。
また歩きながら行う瞑想では、右足の裏の実感を感じたら「右」、左足の裏の実感を感じたら「左」と心に留めながら歩きます。

ラベリングは、かけ声にならないように、しっかりと感覚を受け取ってから、言葉で確認するようにします。

このように内側で起こっていることに気づきを入れていくことで、たいていの思考や不快な身体感覚は消えていきます。

「ラベリング」することで、それが対象化され、手放しやすくなり、また呼吸や身体の感覚に戻ることができるのです。

思考とのつきあい方

瞑想中に雑念が湧くのは自然なことです。

湧いてくる思いや思考に気づいたら、無理に消そうとはせず、思考のなかにそれ以上入らないようにして、流していきます。

基本的な対処法は、思考に気づいたら「雑念」と心のなかでラベリングすることです。言葉で気づきを確認したら、次の吐く息に乗せてゆっくりと解き放っていきましょう。

イメージは「川を流れる木の葉」です。

あなたは、目の前の美しい川を眺めています。

すると、上流から文字の書かれた「木の葉」がさ〜っと流れてきます。

その「木の葉」とは、「思考」のことです。

「今日の夕食は何にしよう」と思った。（さ〜っ）

「また思考している。集中できていないな」と思った。（さ〜っ）

「こんなんじゃダメだ！」と思った。（さ〜っ）

色んな色やカタチの「木の葉」がさ〜っと流れていくのをただ見送っていきます。

意識は目の前の雄大な川全体に向けながら、思考の「木の葉」が流れていく様子をただ観ていきます。

ときには、ものすごく素晴らしい（と、思わせる）アイデアが浮かんできて瞑想を止めさせようとしますが、それもあとまわしにします。

どんなにキレイな「木の葉」（素晴らしいと思える思考）も、どんなに汚い「木の葉」（最悪と思える考え）も、少し引いたところから眺めます。

「へ〜、私はこういうことを考えていたんだね」

といった感じで、すべての思いや思考を、自動的に湧いてきたものとしてとらえ、他人事のように観察します。

こんなふうに、思考と自分を切り離せれば、またいずれ無思考の状態が訪れます。

私たちの心には、もともと一カ所にとどまっているのが苦手で、落ち着かない「猿」のような習性があります。だからどんなに気をつけていても、気づいたら、その「木の葉」に飛び乗ってしまって、いつのまにか思考の流れでおぼれていたということがよくあります。

そのときに大切なことは、思考におぼれたことを良いとか悪いとかジャッジしないことです。

まるで道に迷った子供を家に連れ帰るかのように、とても大らかな気持ちで何度でも集中の対象に戻します。

呼吸や身体感覚を感じることで、頭から、身体に意識を戻すことができます。

このように、「雑念」に対しては、基本的にはラベリングをして、他人事のように受け流すようにします。

それでも思考が止まらない場合のための雑念の鎮め方を紹介しましょう。

・ストップ！

思考で頭がいっぱいで、ラベリングしても消えない。そんなときに使います。この方法は、瞑想時だけではなく、日常で思考がグルグルしてしまっているとき、気分を切り替えたいときにも使えます。

心のなかで、

「ストップ！」

と言って、頭のなかを空っぽにします。その際、首から上がなくなるイメージを加えてもいいでしょう。そして呼吸に意識を戻し、集中しなおします。そこに評価や感情は入れずに、ニュートラルにはっきり言うのがポイントです。

「ストップ！」と言ったら、その直後の「シーン」とした静寂を感じていきます。たいていの場合は一回で消えると思いますが、再び湧いてきたら、また「ストップ！」と、言います。

瞬時に無思考状態をつくり、頭のなかをリセットする裏技です。

・徹底的に向き合う

もう一つの対処法は真逆です。

思いが浮かんでくるのを無理に抑えようとせず、とことん向き合う方法です。瞑想中に湧いてくる雑念、心配事や気がかりなこと、どうしても考えたいことを、徹底的に考えてみるのです。

無意識に現れてくることは、気になることなんだと認め、それを受けいれると、雑念がしだいになくなり、無の状態になります。

またしっかりと思考と向き合うことで、今、自分が何を感じ、何を考えているかを自覚することもできます。

以上、雑念の対処法でした。

色々と試してみて、自分に合ったやり方を見つけてみてください。

体の感覚と外部の音について

身体に違和感を感じて集中できないこともよくあると思います。

たとえば、身体の一部が痛くなったり、ムズムズしたり、かゆくなったり、ずっと座っていて、ひざや腰などが痛くなってきたりして、意識が乗っとられることがあります。

または、近くで工事がはじまったり、遠くのほうからサイレンの音が聞こえてきたり、人の声や機械音が気になって、ぜんぜん集中できなくなることもあります。


大切なことは、内側で起こっていることに気づき、観察することです。

このような場合も、身体の不快感や騒音などによる自分の反応を観る良いチャンスととらえるようにします。

その刺激や出来事をどうとらえたのか、そのときに湧いた思考や感情に気づきます。

そして、すぐに反応的にならず、マインドフルに観察していきます。

こうした違和感が強くなり、どうしても我慢できなくなったときには、二つの対処法があります。

違和感の対処方法① 反応しない

自分の反応に気づき、不快感や痛みを受けいれるようにする方法です。

身体からの言い分に耳を澄まし、まずは身体が訴えてきていることをありのまま受けいれます。

そして、強い感覚を感じているところに注意を集中させていきます。痛みとか、かゆみとかの言葉ではなく、先入観を捨てて、その純粋な感覚を感じとりながら、その感覚と一緒に、呼吸します。

ある程度落ち着いてきたら、また集中の対象に注意を戻すようにします。

このように不快感や騒音に対しても反応せず、観察することで、刺激と反応のあいだに「間」を置くことができます。

瞑想中に不快感に対する自分の反応を観ることで、日常生活においてストレスや痛みに直面したときにも、必要以上に反応的にならず、落ち着いて対処できるようになります。

『スタンフォードの自分を変える教室』（神崎朗子訳、大和書房、２０１２年）の著者であるケリー・マクゴニガル氏も、タバコやお酒に対する欲求が湧いてきていることに気づいたら、呼吸を調えるだけでも効果があると書いています。日常生活でも不快感に出会ったとき、感情的、反応的になりそうなとき、それに気づいたら、一呼吸おいてみましょう。

違和感の対処方法②　マインドフルに対処する

かゆみや痛みに気づき、数回呼吸をして観察してみたけど、やっぱり「かゆい！」「痛い！」と強く感じて身体を動かしたくなった場合も、すぐに反応せず、マインドフルネスを保ち続けます。

自分が動く意図を感じてから、意識的に動き、その感覚の変化を観察します。そのときの動く感覚、かいたときの感覚、かいた後の余韻にも注意を向けていきます。

違和感や不快感があっても、すべてをマインドフルネスのトレーニングととらえて解消していくのが大切です。

自己否定の思考に気づいたら？

大切なことなので、何回も書きますが、瞑想中に、気づいたこと、感じたことには良い、悪いという評価や判断をしません。

もしも頭のなかで、自分自身に対してダメ出ししたり、否定的なことばかり言っていることに気づいたなら、その思考からどんな感情が生まれているのかを観ていきましょう。

自動的に湧いてくる頭の中の批判的な声によって、ストレスやネガティブな感情が生まれます。

このような懲罰的な声に気づいたら、すぐに手放していくようにします。

その代わりに、自分自身に対しても思いやりの言葉をかけてあげましょう。それによってストレスが軽減され、心と身体にエネルギーがたまっていき、自分自身との関係がより親密になっていきます。

Column

マインドフルネス瞑想は脳の筋トレ

瞑想を続けていくと、心と身体が一つになって無念無想の境地が訪れる日もあれば、雑念だらけで、リラックスできず、ぜんぜん集中できない「マインドレスネス」な日もあるかもしれません。

特に最初は、瞑想中に何度も何度も注意がそれるので、「失敗した」とか、「やり方が間違っている」とか、「自分には向いていない」と思いがちです。でもそうではありません。

よく勘違いされやすいのですが、瞑想の目的は無になることではありません。

無になって、何も考えないのが「良い瞑想」でもなく、ずっと考えてしまってリラックスできないのが「悪い瞑想」でもないのです。

瞑想で雑念が浮かんでも、心が空っぽにならなくてもいいんです。大切なことは、「内側で起こっていることをありのまま観察すること」。そして、それによって「気づく」ことです。

たとえ、頭のなかのおしゃべりにずっと夢中で「マインドレスネス」であったとしても、そのことに「気づいた」瞬間には、「マインドフルネス」に切り替わり、確実に脳が鍛えられてます。

この姿勢にとりくんでいる限り、瞑想に失敗はありません。

前述したように、マインドフルネス瞑想は脳や心のトレーニング、「脳の筋トレ」です。

筋トレは、抵抗する力を克服することで進歩します。

ダンベルの重さに抵抗して筋肉を収縮させる度に、筋肉がつきます。

瞑想もそれと同じで、注意がそれても、気づいて戻すたびに脳が鍛えられていくのです。

これまでの人生の長い時間が「マインドレスネス」であったとしても、そのことに気づいて、「マインドフルネス」に切り替えた瞬間には、確実に脳が鍛えられています。

脳も身体と同じで、ふだんから使っているところは鍛えられ、血流が良いのですが、ふだん使っていないところは、流れが滞っていたり、使い慣れていない感じがします。

おそらく誰もが、瞑想という考え方に出会うまでは、たった5分間ですら「黙って目を閉じて、

「呼吸を観察する」ということをしたことがないはずです。

つまり、瞑想をすることで、これまで使ってない脳の領域を使って、そこに血流を流そうとしているわけです。当然、筋トレやスポーツ等、これまで習慣化していなかったことをはじめようとするときと同じく、最初は苦しく感じます。やろうとしても腰が重かったり、翌日筋肉痛になったりして嫌になってしまいます。

これはマラソンでも山登りでも、ヨガでもサーフィンでも同じです。

はじめはぎこちなくても、その運動をくりかえし練習すれば、誰でも、身体が変わっていくのを「実感」することができるでしょう。

私はヨガ講師でもあるのでヨガを例にすると、ヨガをはじめたばかりの頃はなかなかよけいな力が抜けきれず、全身が筋肉痛になります。でも練習していくと、ほとんど努力をしなくても、リラックスしながら、片足で立つポーズなどを維持できるようになります。

そしてヨガを習慣化して数週間か数ヶ月たつ

と、必要な部分の筋肉がついたり、よぶんな緊張が抜けて、身体が変わります。さらに体調が良くなり、心の状態も変わってくると、習慣化され、努力がいらなくなります。

それと同じで、瞑想を習慣化して数週間か数ヶ月たって、気づく力（アウェアネス）が養われていくと、集中した状態を長く保てることを「実感」するはずです。（これは身体の変化よりも面白いです！）

以前だったら感情的になっていたような状況でも落ち着いて対応できたり、日常生活のなかに小さな幸せを感じることが増えてきます。そうなるともう努力がいらなくなります。

何度も、何度も、自分の思考や集中できないことに気づき、くりかえし「今、ここ」に集中させようとする練習によって、気づく力（アウェアネス）が高まっていくのです。

だから、注意がどこかに行ってしまった場合も、注意を定めた対象に向けるための筋肉を鍛える良い機会だととらえてください。

それは、失敗ではなく、成長のプロセスです。

Chapter 3

マインドフルネス瞑想のしくみ

現代人には瞑想が必要

現代はストレス社会と呼ばれ、うつや自殺など、自分を肯定できず、苦しんでいるかたがますます増えています。

その原因の一つとして、無意識の「思考」や「感情」によるところが大きいように思います。

人は一日に6万回思考すると言われており、その9割がくりかえして同じことを考えているそうです。厳密に思考を数えたことがないのでわかりませんが、瞑想してみると心はつねに思いや思考、色んな刺激に対して反応し、ゆれ動いていることに気づくと思います。

そのほとんどが、自分の意志とは関係なく、自動的に湧いてきます。

その無意識の思考によって、さまざまな気分を感じています。

たとえば、

「明日の会議は大丈夫かな……失敗したらどうしよう……」
と、まだ起こりもしない未来のことに対して不安を感じたり、
「あの言い方は何？　人を馬鹿にしているとしか思えない！」
と、過去の出来事を思い出して、怒りを感じたりしています。

頭のなかで考えたことは、あたかもそれが目の前で起きている出来事のようにリアルに感じられます。無意識にくりかえされているこのような思考に、感情が乗ってきます。

つまり、ネガティブな考え方がクセになると、不安や恐れ、ストレスを感じやすくなり、イライラしたり、気分が落ち込んで、無気力になったりするのです。それが免疫力、自然治癒力を低下させ、心の病や身体の不調につながっていきます。

このような悪循環を断ち切るには、まず自分自身を思考の流れから切り離し、「今、ここ」に在る時間を増やすことです。

私たちが「今、ここ」に在るとき、心は静かになり、不安や恐れなどの苦しみから解放され、心にエネルギーがたまっていきます。そして自分の心を客観視することで、無意識にくりかえしている「考え方のクセ」に気づきやすくなり、精神的な苦しみ・ストレス・病気を和らげることになるのです。

マインドフルネス瞑想は、仏教＋心理学

ここで、マインドフルネス瞑想がどうやってできたか、少し紹介しておきましょう。

マインドフルネス瞑想は、仏教の伝統的な瞑想をもとに開発されました。思考や感情を客観視するためのトレーニング手法として、西洋心理学の文脈のなかに仏教の「止観」の瞑想がとりいれられたのです。

つまり、東洋の心理学（仏教）と西洋の心理学が融合して生まれた精神訓練法と言えます。

２５００年前の大昔にブッダが教えた「人生の苦悩から解放されるための心のトレーニング法」を、そのエッセンスの部分を抽出して、現代人のために、宗教色をなくし、誰でもできるようにデザインされたものが「マインドフルネス瞑想」なのです。

欧米では、60年代から70年代にかけてのヒッピーや精神世界ブームのときに一気に瞑想の存在が知られるようになりましたが、当時これらに関心を持つ人たちは、現実

社会から浮いた存在になる傾向にありました。しかし現在ではあちこちにヨガ、禅、瞑想などが気軽に学べるセンターが設置され、多くの人々の生活にとけ込んでいます。

それに比べると、仏教や禅が古くから浸透しているはずの日本の状況はむしろ大変遅れています。

まだまだ平均的な日本人にとっては「瞑想」をするというのは、非日常的なもの、宗教的なものであるというイメージが強いようです。日本では90年代に起こった事件の影響もあって、宗教的なものに対する抵抗があります。それに関連して瞑想に対してあやしいイメージが持たれやすい状況があるのも、致し方ないことなのかもしれません。

しかし近年、欧米において脳科学や心理学分野で瞑想の効果が証明され、宗教色や信仰とは切り離されたカタチで、洗練され、逆輸入されてきたわけです。

そのおかげで、日本でも徐々に一般の人も興味を持ち、次々に実践するようになりました。

今、瞑想が、国や宗教という枠を超えて、私たちの身近なものとして認知されはじめてきているのです。

起業家、企業が続々と瞑想を実践するワケ

スティーブ・ジョブズ、ビル・ゲイツ、松下幸之助、稲盛和夫、井深大等のトップ経営者が瞑想を習慣にしていることは有名ですが、さらに、チームワーク、リーダーシップに関心のあるビジネスパーソンが次々にマインドフルネス瞑想を実践するようになってきました。

特に2000年代以降は、経営学や企業経営におけるリーダーシップ開発、人材開発の研修プログラムの分野でも使われるようになってきました。個人だけなくチームで「マインドフルネス瞑想」を実践することで、仕事上のストレスが軽減され、従業員のメンタル面が調整されるということがわかってきたからです。

その結果、健康管理コストの抑制が期待でき、さらに組織全体の創造性を高め、イノベーションを起こす手法として、今世界的企業が次々と社員教育に瞑想をとりいれているのです。

それにしてもなぜ今、「瞑想」がビジネスの世界でこれほど注目されているのでし

ょうか。

現代は街には物が、インターネットには情報があふれ、私たちは充足しています。

消費者自身が、自分が何を欲しているのかわからなくなっている、そんな世界で、新しいものを生み出し、売っていくためには、いかに既成概念を打ち破り、斬新なアイデアを出せるかが勝負になります。

そこで、瞑想をすることで雑念をとりのぞき、直感が研ぎすまされ、革新的なアイデアや企画をひらめきやすくすることが求められているのです。

たとえば、次々とアイデアを生み出すグーグルでは、2007年よりダニエル・ゴールマンが提唱したEQ（エモーショナルインテリジェンス／心の知能指数）を向上させる目的で、「Search Inside Yourself」という社内研修プログラムが人気になっています。

またインテルでは、2012年から、世界10万人の従業員を対象に、マインドフルネスに基づく独自の社内プログラム「Awake @ intel」を導入しました。これは瞑想による、心と身体のリラックス、緊張、ストレス緩和、クリエイティブな頭脳を創ることを目的としています。

アップルにも瞑想ルームがあり、社内で瞑想、ヨガ教室が設けられ、就業時間中に、一日30分の瞑想時間を取得できるそうです。

ほかにも、ジェネラル・ミルズ、ＩＢＭ、マッキンゼー、Ｐ&Ｇ、ＧＭ、ＢＡＳＦ（ドイツ）、リーボック、スターバックス、ゼロックス、米ヤフーなどの有名企業が「マインドフルネス瞑想」を社内プログラムとして採用し、ハーバード大学ビジネススクール、オックスフォード大学、クレアモント大学ドラッカーマネジメントスクール、コロンビア大学ビジネススクール、ＩＭＤ（スイスのビジネススクール）などがカリキュラムにも採用しています。

このように、すでに欧米では多くの企業、病院、学校、ビジネススクール、刑務所、行政機関、議会、スポーツチーム、裁判官、弁護士などが「マインドフルネス瞑想」をとりいれ、メインストリームとなっている現状があるのです。

２０１４年には、「Ｔｉｍｅ」誌でも「mindful revolution」というタイトルが表紙を飾りました。また前述のダニエル・ゴールドマン氏や、ケリー・マクゴニガル氏などによって、マインドフルネス瞑想の効果を科学的に証明した書籍も年々増えてきています。

脳科学から見たマインドフルネス瞑想

瞑想がこれほど注目されるようになった原因の一つに、瞑想の効果が科学的に証明されてきたことが挙げられます。瞑想を実践することで脳の機能が変わるということは、2～30年前まで知られていませんでした。

2005年にアメリカの心理学者サラ・レイザーによって、マインドフルネス瞑想の実践を長年続けていくと、ある変化が脳に起こってくることが報告されました。マインドフルネス瞑想の実践は筋トレと同じであると書きましたが、トレーニングをくりかえすことで、脳がふだん働いていないところに血液を送り込み、活性化させていき、低下していた機能をとり戻していきます。

すると徐々に、脳のある部位の厚みが増してきます。それは、脳のなかの「島《とう》」と「背内側前頭野」です。

「島」というのは、すべての身体感覚をまとめあげ、さらに情動調節の中枢である扁桃体に信号を送っている部位で、「背内側前頭野」というのは、自分や他人の思考や感情の動きをメタレベルで対象化して理解する能力に関わっている部位です。

ここは意思を決定する、意識・注意を集中する、注意を分散する、意欲を出す、記憶をコントロールする、人とコミュニケーションを行う、行動を抑制する、情動（感情）を制御するなど、人の精神活動に不可欠なさまざまな機能を持っています。

つまり、マインドフルネス瞑想を実践することで、前頭前皮質への血流が増え活性化していき、「自分や他人の思考や感情の動きを対象化して理解する力」が高まっていくのです。

これによって、ストレスが減り、衝動が抑制され、自分の感情を認識するといった自己コントロールのさまざまなスキルが向上するというわけです。


また前述のケリー・マクゴニガル氏の研究によると、瞑想の実践をたった3時間行っただけで、注意力と自制心が向上するという結果が見られ、11時間後には、脳に変化が現れたそうです。

瞑想をはじめた人たちの脳では、集中力を持続したり、気が散るものを無視したり、衝動を抑制したりするのに重要な領域の神経間の連絡が増加していました。

さらに定期的に瞑想を行った場合、禁煙、減量、薬物やアルコール依存症への対策にも効果があることがわかりました。瞑想を習慣化することで、注意力を高め、感情や欲望をコントロールする自制心を育むことにもつながるのです。

マサチューセッツ総合病院とドイツのギーセン大学の研究者らは、16人の被験者に対してマインドフルネス瞑想を使ったストレス解消コースを8週間受けるよう指示しました。

そして、トレーニングの前後に被験者らの脳のMRIを撮影し、まったく瞑想経験のない17人と比較しました。

すると、トレーニングを受けた被験者らは、脳内の海馬と呼ばれる部位にある灰白質の容積が密集し、増大していることがわかったのです。この部位は、学習や記憶、感情、思いやり、内省などに関係しています。アルツハイマー患者はこの部分が縮小したり、この周辺に原因物質が蓄積することが明らかになっていることから、瞑想で記憶障害や認知障害を防止できるとも期待されています。

また一方で、不安や恐怖などに関連する扁桃体においては、灰白質の容積が減少していることがわかりました。扁桃体が活性化しにくくなると、イライラや不安を抑えられ、感情的な行動が減り、適切な意思決定ができやすくなります。

このように、たった8週間のプログラムで脳の構造が変わることが科学的にも証明されたのです。

さまざまな瞑想・呼吸法

本書では、瞑想をはじめたばかりのかたのために、呼吸に注意を向ける瞑想法をメインとして紹介していますが、マインドフルネス瞑想の注意の対象には、二種類あります。これは、二つの瞑想法、サマタ瞑想とビパッサナー瞑想がベースになっているためです。それぞれ注意の質が少し違います。
そこでそれぞれの瞑想法の特徴をご説明しましょう。

サマタ瞑想
サマタ瞑想は「止」の瞑想。
一つの対象を定めた上で、その対象に集中を高めていく手法で、注意を特定の対象に向けます。
一番わかりやすいのが、呼吸を観察する瞑想法です。注意を自分の呼吸に向けて集中するのです。呼吸していることを自覚し、注意がそれるたびに、呼吸に注意を向けなおしていきます。

ほかにも、呼吸を数えたり、マントラ、言葉を唱える瞑想もサマタ瞑想です。神像、仏像、梵字、マンダラなどを集中の対象にするものもあります。

特定の対象に対する強烈な集中によって、雑念がとりのぞかれ、心は揺るぎなく安定して、強くなります。瞬間、瞬間、注意を一箇所に向け続けることで、一点集中型の注意力が鍛えられます。

ビパッサナー瞑想

ビパッサナー瞑想は「観」の瞑想法。

対象を定めずに心に感じたことをありのまま観察する手法で、注意を一つに定めず、不特定対象にひろげていきます（たとえば、車の運転中のような、空間全体に注意を向けた集中の質）。

doing（すること）モードから、being（在ること）モードに切り替えて、瞬間瞬間の心の状態、五感で感じられることをマインドフルに観察していきます。

またビパッサナーには、静的と、動的な瞑想があります。静的なビパッサナー瞑想は、静かに座ること。動的なビパッサナー瞑想は、歩行や食事など、日常生活の動作を実況中継して観察します。

一般的な仏教の瞑想法では、サマタ瞑想で集中力を育て、ものごとをあるがままに観察するビパッサナー瞑想へと移っていきます。

サマタ瞑想とビパッサナー瞑想以外にも、さまざまな瞑想の手法があります。なかでも本書では慈悲の瞑想と呼吸法をとりいれているので、ここでご説明します。

慈悲の瞑想

サマタ瞑想の一種で、祈りのような瞑想法。

無念無想の境地を目指すものではなく、価値観がある瞑想。

瞑想を深めるための思いやりや、穏やかな心の状態をつくります。

呼吸法

呼吸をコントロールする方法。

調気法とも言い、呼吸を通して気（プラーナ）をコントロールする修行法です。

お腹を使った「腹式呼吸」や、お腹と胸を使った「完全呼吸」で呼吸筋群を動かしていくことで、内臓をマッサージしたり、自律神経を整えたりと、さまざまな効果を得ることができます。

さらに、瞑想状態に自然と訪れるようなゆったりとした細く長い呼吸を再現し、息を止めたり、吸う息よりも吐く息を引き延ばすこともあります。

ゆっくり吐くことで、副交感神経が刺激されて、リラックスが深まります。

目的やアプローチが違いますので、どれが優れていて、どちらが劣っているというものではありません。

本書では、マインドフルネス瞑想を主軸にしながら、瞑想を深めるための基本姿勢や呼吸法も紹介しています。

ベースにある東洋思想

マインドフルネス瞑想がこれほどまでに効果があるのは、東洋に古くから伝わる賢人達の教えがベースにあるからかもしれません。

ここでは、「諸行無常」、「無我の境地」、「本当の自分」といった考え方を紹介します。

瞑想をくりかえし実践していくことで、これらを「実感」として深めることができます。

瞑想で実感できる境地1　諸行無常

諸行無常とは、

「この世のあらゆるものは、つねに変化している。一瞬たりとも、同じ状態にない。移ろいゆくものである」

という意味です。

ブッダの教えをかみくだいてみると、

「思考や感情、身体は無常なものだ。そのような無常なものを、自分だと思っていることが苦しみの原因である」

「瞑想で、自分の心や身体を客観視し、ものごとをありのままに観ることで、苦しみから解放される」

と説いているのです。


マインドフルネス瞑想では、身体の感覚に対しても一定の距離を置きながら見守っていきます。

たとえば、痛みやかゆみなどの不快な感覚にも反応せず、客観的に見守ります。

最初は、「かゆい！」「かきたい！！」と、感じていた感覚も、反応せずに観察していると、徐々にその感覚が変化し、そのうちにかゆくなくなってきたりします。

また、反対に心地のいい感覚がやってきたとしても、ピークをすぎたら、やがて落ち着いていきます。


このように、快い感覚も、不快な感覚も、素晴らしい考えも、否定的な考えも、やがてすぎ去っていくことを、体験を通して実感していきます。

そして、このような体験を通して、すべてのものは現象で、一瞬たりとも同じ状態にはなく、変化し続けている無常なものである（＝諸行無常）ということを悟るのです。

瞑想で実感できる境地2　無我の境地

瞑想が深まってくると、呼吸がとてもゆったりとして穏やかになり、心の働きも鎮まって、身体の感覚がなくなったように感じます。

するとやがて、

「シーン」

とした「無思考状態」が訪れます。

これが、「無我の境地」です。

無我の境地とは、

「自分という感覚が消えて、悩みや苦しみから解放された状態」

だと言えます。

それはまるで穏やかな湖のように、水が波だつことなく静まった状態です。

波うっていた揺れが穏やかになるにつれて、水面の汚れや濁りも、底のほうに沈んでいきます。

すると、水中にまで光が差し込みはじめ、湖の奥のほうまでも見通せるようになります。

これと同じで、心の波が静かになると、雑念や心配、不安といった汚れが沈殿し、頭の中はスッキリと澄みわたった状態になります。

このとき、「自分」が無色透明になって、周囲の自然と溶け合ってつながっていくような、そんな穏やかで心地のいい感覚になるのです。

「思考」が休まり、
「感情」が休まり、
「身体の感覚」も薄れていくことで、
本来の純粋で無垢な「意識」だけが残ります。

この「無我の境地」は、別に特別なことではなく、毎日瞑想の実践を続けていけば、誰にでも必ず訪れます。

ただし、最初にもお伝えした通り、瞑想中にこのような境地を強く求めすぎると、むしろ瞑想状態から離れていってしまいます。

大切なのはあくまで、瞑想中は期待を手放し、あるがままを観察し続けること。

そして、

「無我」になったらいい瞑想、

「思考」でいっぱいだったら悪い瞑想、

というようなジャッジもしないようにします。

瞑想で実感できる境地3　本当の自分

東洋の古い教えではこう説かれます。

「思考や感情、身体は無常なのもの。それは、本当の自分ではない」

では、「本当の自分」とはなんでしょう。

頭のなかの声でもありません。湧いてくる感情でもありません。身体の感覚でもありません。

「本当の自分」とは、考えていること、感じていることを、少し引いたところから観察している「意識」です。

「この純粋な、無色透明な『意識』が生命のエッセンスである」と説かれます。

ただ「意識」という言葉には色んなニュアンスがあるので、いまいちピンとこないかもしれませんね。

この「本当の自分」は、「空」、「観察意識」、「静寂」、「アウェアネス」とも言い替えることができると思います。

言葉だけでは少しわかりにくいので、さらにイメージで説明します。

大空に雲が浮かんでいるところを想像してください。

広大な「空」にいろんな色やカタチの「雲」が浮かんでいます。

薄いもの、濃いもの、白いものもあれば、黒いものもあります。

「雲」は変化し続けています。風に流されて、いつかは消えていきます。

ただの一時的な現象にすぎません。


私たちの「思考」や「感情」、「身体」は、この「雲」と同じです。

弱いもの、強いものもあれば、ポジティブなものもあれば、ネガティブなものもあります。でもいずれは消えていく「無常」なものです。


一方で、私たちの本質は、この「空」です。

当たり前ですが、「雲」＝「空」ではありませんよね。

どれだけ分厚い雲であったとしても、「雲」の跡が「空」に残ることはありません。

どんなに分厚い雲が流れてきたとしても、激しい雨が降ってきたとしても、「空」自体が影響を受けることはありません。

「空」＝「意識」は、ずっと変わりません。

どれだけ激しい感情がきて苦しんでも、どれだけつらい思考に悩まされても、ずっと変わらずにある、ゆるぎない自分。

この「意識」は、あらゆる生命の源であり、すべての生命と根っこの深い部分でつながっています。

このような考え方を体感するための方法として、「瞑想」は、数千年という長い歴史を経て受け継がれてきたのです。

瞑想を実践することで、すべては「諸行無常」であることに気づき、心や身体が静かになることで、「無我の境地」が訪れ、「本当の自分」だけが残ります。

その「意識」は、すべての生命とつながっているのです。

このような、古くから伝わっている東洋思想が、マインドフルネス瞑想のベースに流れているのです。

瞑想状態は向こうからやってくる

瞑想を深める秘訣は、「人事を尽くして天命を待つ」こと。

自分の意志で動くdoingモードと、ただそこに在るだけのbeingモードと、モードを切り替えていくようにします。

なぜモードの切り替えが大切かというと、瞑想には、コントロールできる側面とできない側面があるからです。

これは睡眠と似ています。

たとえば、ぐっすり眠りたいと思ったら、朝早起きして太陽をあび、日中にはしっかり運動。夜はお風呂につかって身体を温め、布団に入れば、自然と眠くなってくると思います。

このように、「睡眠」の質を高めたければ、それが起こりやすい条件をそろえてあげることで自然と眠りやすくなるものです。

でも、自分の意志の力だけでは眠ることはできません。最終的には、眠ろうとすることも手放し、明けわたしたときに、ふっと訪れるものです。

実は瞑想も同じです。自分の意志で操作できるところと、操作できないところがあるのです。

瞑想のために、静かな時間帯を選んだり、部屋や身体を清潔にしたり、ヨガや呼吸法で呼吸筋をゆるめ、姿勢を調えたりすると、瞑想は深まりやすくなります。

また瞑想をする目的や動機をしっかりと持つことで意欲的な精神状態をつくり、実践を継続しやすくなります。

でも最終的には、それらを手放していくことで瞑想は訪れます。

ずっと呼吸を引き延ばそう、姿勢を正そうとがんばり続けると、それが執着となってなかなか心が空っぽになりません。

だから、切り替える意識が大切なのです。

ある程度準備ができたら、意識的に努力や期待を手放していく必要があります。

どこにも行かず、何もせず、ただその場に存在していることに意識を向け、「100%今、ここに在ること」に専念していく。

それが結局は、瞑想を深める、最も効果的な方法なのです。

Chapter 4

もっとマインドフルに生きるために

日常生活をマインドフルにすごす

瞑想でマインドフルな感覚がつかめたら、今度はそれを日常生活にもどんどんとりいれていきましょう。

「マインドフルネス」とは今この瞬間に意識を向けることです。

瞬間、瞬間に意識を向けて、なにごとも心を込めて行えば、日常生活のすべての動きがトレーニングになります。


集中の対象はさまざまなものに応用できます。

呼吸の感覚や、聞こえてくる音、歩くときの足の感覚に注意を向けることもできます。また五感で感じられることのすべてに注意を開放させて感じることもできます。

たった一杯のお茶を飲むときでも、それをすることが人生の目的であるかのように集中することができれば、それもマインドフルネス瞑想の実践になります。

また食事をするときにも、その食べ物の形や色を眼でじっくりと観察してから、しっかりと嗅いで、味わっていけば、「食べる瞑想」になります。

会社や自宅、駅までの道のり、どこかに向かう途中であっても、未来や目的地のことはいったん脇において、歩いている感覚に注意を向ければ、「歩く瞑想」になるのです。

ほかにも、通勤電車のなか、歯磨き中、シャワー中、スーパーでの買い物中、トイレに入っている間、子供とすごす時間……毎日のちょっとした時間にゲーム感覚でとりいれていくことで、日常生活そのものがマインドフルネスの実践になります。

何かをするための手段としてではなく、目の前のことをすることこそが〝人生の目的〟であるかのように集中していくと、「今、ここ」とつながることができるのです。

自分なりに、やりやすいところから、少しずつマインドフルな時間を増やしていきましょう。

そして日常生活で思ったこと、考えたこと、感情や気分などの心の働きも、呼吸や身体の感覚と同じように客観的に観察してみましょう。

感情に気づく

瞑想は感情を調整する力を高める

瞑想では、感じていることを評価や判断をくださずに、あるがままに観察します。不快な感覚に対しても、すぐに反応的にならずに、客観的に観察していきます。このような自分の心を客観視するトレーニングをくりかえすことで、脳の「自分や他人の思考や感情の動きを対象化して理解する能力にかかわる部位」が鍛えられます。

瞑想を習慣化し、気づく力（アウェアネス）が高まってくると、今まで無意識に反応していたことを自覚できるようになります。

たとえば、なかなか来ない電車を待っているとき、「焦り」を感じていることに気づいたり、満員電車のなかなど、不快指数が高い状況で、「イライラ」や「ストレス」を感じていることに気づいたりするかもしれません。

これを心理学では「無意識」の「意識化」と言います。

自分が無意識に考えていること、感じていることに気づいて、自覚するだけでも、それに巻き込まれにくくなります。それまで感情的になっていた状況で一呼吸おくことができたり、考えてもどうしようもないことをあれこれ考えるのを止めることができたり、意識的に選択ができるようになるのです。それまで習慣的に、自動的にくりかえされていたパターンから、自分自身を解放することができます。

身体感覚を通して感情を感じる

なぜ呼吸や身体の感覚を観察するのでしょうか？

その大きな理由の一つとして、呼吸や身体感覚が私たちの感情と深くつながっていることが挙げられます。私たちは身体の感覚を通して、感情を感じているのです。

たとえば、「怒り」という感情は、心拍数や呼吸が荒くなり、首や肩、顔の筋肉が緊張し、頭に血が上ってくる身体感覚などによって実感します。

「感情」は「身体感覚」とセットです。

「怒り」という心理状態と、「怒り」を感じているときの身体の状態は、切り離すことができません。私たちは呼吸や筋肉など生理反応の変化によって、自分がどんな気分か、どんな感情を感じているのか自覚しているのです。

ということは、身体感覚や呼吸の変化に気づくセンサーが高まれば、自分の感情や気分の変化を「意識化」しやすくなると言え、また反対に、身体感覚や呼吸に対して気づく力（アウェアネス）が弱ければ、自分の感情や気分の変化に気づきにくくなると言えます。

瞑想で、身体や呼吸の感覚に対して注意を向ける理由はまさにここにあるのです。

また瞑想は、不快な身体感覚に反応しない練習とも言えます。

たとえば、瞑想中はかゆみや痛みなど、ふだんは無意識に反応している刺激に対しても、意識的に観察していきます。また、かいたり動いたりする場合も、無意識に反応するのではなく、意識的に動きます。

このようなトレーニングによって、日常生活で湧き上がってくる感情に対しても、すぐには反応せずに、一呼吸をおいて、客観的に観察する力を高めることにつながっていくのです。

感情を抑圧すると「感じる力」が鈍る

ここで誤解のないようにお伝えしておくと、「感情を直接変えることはできない」

ということです。感情は自然に湧いてくるものであり、そもそも感情そのものに、「良い」も「悪い」もありません。感情は、心がその状況が自分にとってどんな意味があるのかを知らせてくれるメッセージです。

しかし、恐怖、怒り、悲しみなどの感情に耐えるのは大変なので、できれば味わいたくないものです。だから私たちは、ネガティブな感情や、痛みを感じないようにするとき、ハートを閉ざし感受性を鈍らせて、自分の心を守ろうとします。

でも、そうして抑圧された未消化の感情は決して消えることはありません。体や無意識の領域に閉じ込めてしまうだけです。

感情を変えようとしたり、感じないようにしようとすることは、本質的な解決にはならないのです。

また感情の抑圧が習慣化されると、感情を「感じる力」が鈍ってきます。「感じる力」が鈍ってくると、ネガティブな感情を感じにくくなるのと同時に、ポジティブな感情も感じにくくなってきます。

そうすると、生きる喜びやワクワクを感じる力も弱くなり、自分が本当にしたいことがわからなくなったり、日々の感動が薄れていくように感じるようになってしまうのです。

心の声を聞く方法

重要な決断をするとき、よく「心の声を聞く」ことが大切だと言われます。心の声を聞くとは、「自分のインスピレーションや直感、ワクワク」を信じること。


心には「理性」と「感性」という二つの側面があります。

頭脳（マインド）で考えるのが、「理性」。

身体（ハート）で感じるのが、「感性」。

「心の声を聞く」と言いますが、この場合の心の声とは、感性（ハート）の声を聞くことを指します。


脳の構造で見ると、それは「新しい脳（大脳新皮質）が鎮まり、古い脳（大脳辺縁系）が活性化した状態」です。


直感やインスピレーションは、言語や論理ではなく、身体感覚として現れてきます。

「心の声を聞く」ときに大切なのは、頭ではなく身体の感覚に繊細に意識を向けることです。

あなたが大切な意思決定をするとき、たとえば、

「どちらの企画にするか?」

「どちらの人と付き合うべきか?」

「本当にやりたいことは何か?」

といった選択を行うときには、そのときの身体感覚を感じることが大切です。

なぜなら直感やインスピレーションは、「ワクワク」などの身体感覚で感じるからです。


大自然の中で暮らす先住民は、この動物的な直感が冴えています。

たとえば、アボリジニ。彼らは水分もない乾いた大地で、水脈の位置を突き止めることができるそうです。大地に横たわり、手のひらをあてて、水の音に耳を澄ましたり、風の匂いや、水蒸気を感じて遠くにある水のありかを察知します。人の足跡を見れば仲間のものかどうかわかり、さらに、その間隔や歩幅から、その人の健康状態までわかるそうです。


このような動物的直感は、もちろん現代社会に暮らす私たちのなかにも本来そなわっているものです。ただ私たちは、頭(マインド)に偏りがちになって身体(ハート)がおろそかになっているせいで、直感を感じにくくなっているようです。

なぜなら日本の教育では、合理的、論理的に理解するための思考力を訓練されますが、身体や自然を感じることはあまり重視されないからです。さらに大人になってくると、社会生活を営むなかで、素直な感情を表現する機会も減ってきます。

だから私たちは、大人になるにつれて、ネガティブな感情に抵抗し抑圧するクセがついているのです。

頭（マインド）で考えると、損か得か、正しいか間違っているか、周りからどう見られるか、どうあるべきか？　を基準に判断するようになります。

その結果「今、自分が何を感じているのか？」がわかりにくくなっていくのです。

瞑想は、そんな現代人が頭（マインド）と身体（ハート）のバランスをとるための最高のツールです。呼吸や身体の感覚を繊細に観察することによって、感じる力が高まり、感情や感覚の小さなシグナルを受信できるようになります。

また日常的にもマインドフルな状態を意識することで、感情や感覚と思考を効果的に使い分けることができるようになるのです。

自分が本来持っている無垢なハートに近づき、明晰で、創造的な思考力と洞察力が高まっていきます。

さらにハートの声を聞けるようになるための具体的な方法を三つ紹介します。

1. 五感で感じていることに意識を向ける

何もせず、五感で感じていることを意識して、感受性を高める習慣を持つことで、インスピレーションをキャッチしやすくなります。

「今、五感を通して何を感じているのか?」

と自分に問いかけてみましょう。


どこかを目指し、何かをする状態（doing モード）から、「今、ここ」にただ在る状態（being モード）に切り替えます。

思考でいっぱいになって、「今、ここ」にいないとき、世界とのつながりが感じとれなくなります。たとえば、夕日を眺めているときでも、明日の仕事のことを考えながら観ているとしたら、目の前の自然に感動することができません。

今、この瞬間、五感で感じることに全ての注意を向けていきます。

時間があれば、自然のなかに出かけていき、五感で感じることに意識を向けてみましょう。森や海辺を散歩して、その香りや、風が皮膚に触れる感覚、波の音、鳥のさえずりに耳を澄ましてみましょう。

子どものころ、外で無我夢中で遊んでいるとき、時間のことも、自分のことも忘れて没頭していました。まるでそのころの子どもの自分が世界を眺めるかのように五感を開き、全身で周囲の自然を感じてみましょう。

そのとき頭で、「今日はカラスがやけに多いな」とか、「なんだか昨日より風が冷たい」とか、「明日の仕事は大丈夫かな」といったような思考が湧いても、いったん脇に置いて、自然をダイレクトに感じとっていくようにします。

2. 歌ったり、踊ったり、ヨガをしたりする

歌ったり、踊ったり、自己表現をすることでもハートが開きます。

ふっと感情が湧き出たときは、可能であれば叫んだり、泣いたり、笑ったりして解放してあげましょう。感情を思いっきり表現することでも、古い脳を活性化させることができます。


またヨガをすることでも、身体の奥のこわばりが解放されます。

感情を抑えようとするとき、内側から湧き起こってくる衝動、生理反応を抑えることになります。つまり、感情の抑圧は、呼吸の抑圧、筋肉の収縮につながり、身体の奥にも蓄積していきます。

身体の緊張をゆるめ、呼吸を開放することで、心もゆるみ、ハートがオープンになっていきます。

3. 自分の身体感覚、感情に意識を向ける

「今、身体のなかにどんな感覚がある？」
「今、どんな感情を感じている？」
と自分に問いかけることで、気づく力が高まります。

感情が湧いてきていることに気づいたら、それをジャッジせずに、味わってあげるようにしましょう。

喜びや感動と同じように、悲しみ、不安などの感情を感じている自分を認めるようにします。自分の感情や素直な気持ちに気づいて味わってあげることで、感受性が高まっていきます。

ここからは、よりくわしく「感情の味わい方」について見ていきましょう。

自分の感情をみる練習

感情の味わい方～自己受容～

自分が感じている感情を感じること、味わうことを「自己受容」と言います。

ここで自己受容のワークをご紹介しましょう。
心のなかで次のように、自分と対話していってください。

「今、何を感じている？」
↓
「気づいたよ（自分は今、◎◎（感情や、感覚など）を感じている）」
↓
「いていいよ」

この三つのステップだけです。

瞑想中に、ラベリングするのと同じですね。


「気づいたよ」

湧いてきた感情や感覚に対して、こんなふうに声をかけるだけでも、それを「対象化」することができます。その感情と一体化していない、観察者の視点に立つことができ、その結果、それに巻き込まれにくくなるのです。

そして、

「いていいよ」

と言うことで、その感覚や感情に対して受容的、共感的に認めることができます。

これによって、自分が感じていることを否定したり、無視したりしているわけでもなく、その感情とつながりながらも、少し引いたところから観察している距離感が生まれるのです。


感情を味わうとは、反応的になったり、発散したり、巻き込まれたりするのとは違います。また感じていないフリをしたり誤魔化したりするのとも違います。

その感情を「良い」「悪い」と判断せずに、**ありのまま受けいれていくのが「自己受容」なのです。**

このように自分自身が感じていることを否定せず、また無理に肯定もせず、内側でしっかりと感じていくと、感情は消化されます。

不快な感情も、心地のいい感情も、味わっていくことで消化されます。ピークが来たら、身体のなかを通過し、感情の解放が起こります。ときには喜びや静寂が訪れたり、深い気づきを得ることもあるかもしれません。

ただし、その感情が大きくて、自分ひとりで抱えきれない場合は、無理はせず、身体を動かして発散させたり、人に聞いてもらったりして、しばらく時間がたってから感じるようにしていきましょう。

「怒り」は例外

感情は受容することで消化されます。ただ、「怒り」だけは例外です。

「怒り」を直接、感じようとすると、よけいにイライラしてきます。また「怒り」の感情に支配されると、自分や他人も傷つけるので注意が必要です。

では、どうしたらいいのでしょうか?

それは、「怒り」の「本質」を知ることです。「怒り」の仕組みを知れば、対処しやすくなります。

「怒り」は二次的な感情と言われています。実は、「怒り」の背後には、「恐れ」や「不安」、「がっかり」「寂しさ」「惨めさ」などの一次感情があるのです。

たとえば、車を運転中、ほかの車に急に割り込まれたとき、怒りの感情が湧いてきたとします。

この状況に対して瞬間的に怒りが湧いてきた気がすると思いますが、実は「怒り」の前段階の感情に、「恐れ」や「惨めさ」があったりします。

そして、

「こんな『恐れ』や『惨めさ』なんて味わいたくない！」

←

「悪いのは、あいつのせいだ！」

と、二次感情の「怒り」が表面に出てくるのです。

ですから、「怒り」の対処法は、その根っこにある自分に生じた一次感情に気づいてあげることです。

「怒り」の直前に感じたであろう感情をしっかりと受けいれることで、「怒り」も自然と収まっていくのです。

これは、他人の怒りに対するときも同じです。

まずは、**自分の感情に気づき、それを受容します。それから、相手の怒りの根っこにある感情にも気づき、それに共感していくようにします。**

人の怒りの裏には、不安や恐れといった「傷つき」があります。怒っている人は、「傷ついている人」「困っている人」「苦しんでいる人」ととらえることができれば、それに過剰に反応することはなくなります。

相手が「怒り」の感情に巻き込まれてやったこと、言ったことではなく、その「怒り」の根っこにある一次感情を想像してみましょう。相手の表情や、しぐさ、まなざし等を観察し、相手の視点に立って、その不安や悲しみといった「傷つき」に共感してみましょう。すると、相手に対する「怒り」が弱まり、「思いやり」が湧いてくるかもしれません。

「怒り」に対して「怒り」を表現することは、あまり意味がないのです。

相手のことを「敵」だととらえると、「敵」のようなところばかりが目につきます。「敵」ではなく、**「自分と同じように、悩み、苦しみから解放されて幸せになりたいと願っている、一人の人間だ」**、そんなふうにとらえると、自分の感情も、「怒り」から「慈悲」に切り替えることができます。

自己受容と他者受容は比例する

感情が「抑圧」されると、自分の感情への「感じる力」が鈍ってきます。

それに比例して、他人の感情に共感する力も鈍っていきます。

つまり、自分の悲しみを感じないようにしている人は、他人が感じている悲しみに共感できなくなり、反対に、自分の悲しみをしっかり受容できる人は、他人の悲しみにも共感し、それを分かち合うことができるのです。

自分が感じていること――ネガティブな感情や、不快な感覚、弱いダメな自分も否定せず、無二の親友のような共感的な眼差しを向けて、ありのまま受けいれるようにすることで、思いやりや共感する力が高まり、家族や友人、同僚、外側の世界ともつながっている感覚を得ることができます。

思考と感情の裏にある「モノの見方」に気づく

先ほど「自分の感情は、直接変えることはできない」と書きました。

それならば、自分の「なに」を変えていったらいいのでしょうか。

結論から先に言うと、変えることができるのは、「考え方（思考）」です。「考え方」を変えることで、間接的に「感情」を変えることができるのです。

私たちの「感情」は、その出来事や状況を、どう受けとったのかによって変わります。

たとえば、

「学生時代の友人を見かけたので挨拶したのに、返事がなかった」

という状況があったとします。

もしもあなただったら、この出来事をどんなふうにとらえますか？

どんな思考や感情が生まれると思いますか？

もしかしたら、

「自分は嫌われているのかもしれない」

「挨拶を返さないなんて、非常識なやつだ！」

「仕事が忙しくて、急いでいたのかもしれない」

などの考えが浮かんだかもしれません。

一つの事実に対しても人それぞれの考え方があるので、どれが正解というわけではありません。ただ、その出来事をどう考えたかによって、味わう感情も大きく変わってきます。

「自分は嫌われているのかもしれない」
↓不安や孤独
「挨拶を返さないなんて、非常識なやつだ!」
↓相手に対する怒り
「仕事が忙しくて、急いでいたのかもしれない」
↓少しの不安、ゆったり気分

このように、同じ出来事でも、その体験をどう解釈したかで、全く違う「感情」が生まれます。

味わう感情が人それぞれ違うのは、その出来事に対する「考え方」が異なるからなのです。

つまり、人間の悩みや感情は、何かの出来事によって直接生じるのではなく、その出来事に対するその人特有の「考え方」によって生じているということです。

強い「感情」が湧いてきていることに気づいたら、そのとき、無意識に考えていたことを観ていきましょう。

その出来事に対する解釈の仕方を変えることで、「感情」を変えることができるかもしれません。

感情と思考を分ける

さらに具体例を挙げて見ていきましょう。

たとえば、あなたが人前で話すとき、強い「不安」や「緊張」を感じていたとします。この「不安」や「緊張」を直接操作しようとすると、かえって混乱します。

しかし、その緊張のもとにある「考え方」を自分の意志の力で変えることはできます。

もしも、緊張しているときに、

「緊張してはいけない、失敗してはいけない」

「人からよく見られなければならない！」

と考えていることに気づいたら、その「思考」をゆるめていきます。

「緊張してはいけない、失敗してはいけない」

↓

「失敗しても死ぬわけじゃない。緊張していてもいいから、想いはしっかり伝えよう」

「人からよく見られなければならない！」

↓

「人からどう見られるかよりも自分らしくいこう」

などと、考え方を変えていきます。

もう一つ例を挙げましょう。

仕事上で失敗をして上司に怒られたとします。

その出来事から、

「人生終わった……自分なんてダメな人間だ……」

と考え、過剰な「不安」や「劣等感」が湧いてきていることに気づいたとします。

この場合も、「不安」や「劣等感」を直接変えようとするのではなく、その出来事に対するとらえ方や考え方を変えていくようにします。


「人生終わった……自分なんてダメな人間だ……」

↓「失敗をすることで、人は成長できる」

と考えなおすと、「不安」や「劣等感」が弱まり、心は安定し、「向上心」を感じるかもしれません。


無理に感情を変えようとすると自分を否定したり、抑圧することになりますが、その緊張の原因にある出来事に対するとらえ方、考え方、または行動を変えていくようにすることで、結果として感情も変わっていきます。

ネガティブな感情がくりかえし起こったり、極端に落ち込んだりしてしまう場合、そこには、そのもととなる歪んだ、偏ったとらえ方があるのかもしれません。

ここで大切なことも、やはりマインドフルに気づくこと。

順序としては、まず、ドキドキしたり、呼吸が浅くなる「身体感覚」や、不安といった「感情」に気づきます。

そして、その根っこにある「考え方」を観察します。

「人生終わった……自分なんてダメな人間だ……」

「……って思ったけど、これって本当？」

と、自動的に湧いてきた思考パターンにも気づきます。

その考え方を客観視し、必要があればそれを変えていく。

これをくりかえすことで、心がゆるみ、楽になっていきます。


ここまで書いてきたことをまとめると、次のようになります。


「感情」は直接、変えることができません。しかし、その感情のもととなる出来事や状況に対する「考え方」は変えることができます。

「この出来事に対する受け止め方を変えることはできるか？」

「この状況をどう考えたらいいか？」

と、自分自身に問いかけながら、その状況に対する「考え方」を選択していくことで、間接的に「感情」をコントロールすることができるのです。

自分と思考を分ける

ここまで、出来事をどう解釈したか、どう考えたかによって、感じる感情が変わってくる、そして過剰な「感情」の根底には、その素となる「考え方」、「思い込み」がある、ということをお伝えしました。

ここで大切なのは、
「自分＝思考」と思っていると、考え方を変えることはできないが、
「自分≠思考」と思っていると、その考え方を変えやすい、
ということです。

つまり、

「頭の中で自動的に湧いてくる声は、自分ではない」

「私の本質は、勝手気ままに湧いてくる思考ではない。それを観察している側の視点が本当の自分である」

ととらえると、自分自身と「思考」との間に距離ができるので、それに引きずられたり、ふりまわされることが減ってきます。

ギリシャの哲学者エピクロスは、「人は、ものごとによってではなく、それらについての自らの考え方によって悩み苦しむ」と言いました。

同じ一つのものを見ても、そのとらえ方、感じ方は、100人いたら100通りあります。

ということは、ネガティブな感情、悩みの根っこにあるものは、その出来事や状況そのものにあるではなく、「自分がどう考えたか」、「どう解釈したのか」によるものであるということになります。

よく言われる例を挙げます。

コップに水が半分入っているところをイメージしてください。

そのとき、水が半分あることに、良いも悪いもありません。ニュートラルな観察者の視点でみれば、そこに意味はないのです。でも、水が半分入っているコップを見た瞬間に、頭の中に自動的に思いや考えが湧いてきて、そこに感情が連鎖していきます。

「水が半分しかない！」と思ったら、みじめさや不足感を感じます。

「水が半分もある！」と思ったら、感謝や喜びを感じます。


全ての出来事や状況はこのコップと同じで、ポジティブにも、ネガティブにもとらえることができるのです。

その出来事のネガティブな面にフォーカスしたら、ネガティブな感情が生まれ、その出来事のポジティブな面にフォーカスしたら、ポジティブな感情が生まれます。全ての人や状況、出来事には、良い面と悪い面（陰と陽）が必ずセットであるのです。つまり、幸せ、不幸は、ものごとの見方、考え方によって決まるということです。

瞑想で「思考」を切り離すトレーニングをすることで、思考と自分との間にスキマが生まれ、自動的に湧いてくる思考や感情に巻き込まれにくくなります。

たとえば、考えてもしょうがないことを、あれこれ考えすぎることをやめたり、湧いてきたイライラに気づいて反応しないようにしたり、悪い考えが頭に浮かんでも、それは自分の想像にすぎないととらえて、切り替えることができるようになります。

瞑想の実践によって、自分を苦しめる思考パターンや行動パターンに気づき、それを減らしていくことで、ストレス、苦しみは確実に減っていくはずです。

おわりに　～瞑想は、日常生活に活かすためにある

最後に、瞑想について改めてお伝えしたいことがあります。

それは、瞑想はどこか遠い場所を目指すものでも、現実から逃れるためのものでもないということです。瞑想は、あくまで日常の中で実践し、活かしてこそ、その真価を発揮します。

ここでは、瞑想が日常生活にもたらす大きなメリットを二つ挙げたいと思います。

1．悩みや問題が解決に向かう

「〝自分がひとつの全体であり、かつ、より大きな全体の中の一部である〟ということを直に体験したとき、私たちがかかえている問題や悩みに対して、新しい、視野が開けます。つまり、自分自身やさまざまな問題を〝全体性〟という別の角度から見ることができるようになるのです」ジョン・カバット・ジン（『マインドフルネスストレス低減法』北大路書房、２００７年）
瞑想をすることで気持ちがリセットされ、心の視野がひろがります。
それはまるで無限にひろがっていく星空を眺めたり、見晴らしのいい山の上から雄大な景色を眺めていると、一人で悩んでいたことがちっぽけに思えてくるのと同じで

す。

瞑想によって心の視野がひろがると、問題や悩みをより大きな視点から見られるようになります。

たとえば、仕事の締め切りに追われて焦りを感じる場面でも、瞑想によって心が静まり、冷静さを取り戻すことができます。すると不思議と問題が小さく感じられるようになったり、新たな解決策が見えてくることがあるのです。時には、そもそも問題と感じていたことが問題ではなくなり、悩みが消えることさえもあります。

瞑想は、私たちが無意識に抱えている思い込みや偏見に気づかせ、物事を新しい視点から見直す力を養ってくれるのです。

2．思いやりの気持ちが芽生え、人間関係がよくなる

瞑想を続けることで、自分自身を受容する力が深まり、その結果として、他者への共感力が育まれていきます。

たとえば、家族や同僚との衝突があった場合でも、瞑想によって心を落ち着け、相手の立場に立って物事を考える余裕が生まれます。

すると、感情に流されることなく冷静に対応できるようになり、人間関係がより良好になります。瞑想は、私たちの思いやりや共感を深め、日常のつながりをより豊かにしてくれるのです。

本書は、初心者の方々が瞑想をはじめるきっかけとなり、その恩恵を日常生活で感じていただけるよう、心を込めて書きました。瞑想は、難しい技術でも特別な道具を必要とするものでもなく、今すぐにでもはじめられる小さな習慣です。

通勤中に深呼吸を3回するだけでも、食事中に味覚に意識を向けるだけでも、それが瞑想の第一歩となります。


すべての方法があなたに合うとは限りませんが、少しでも心に響いた部分があれば、ぜひ日常にとりいれてみてください。


私自身も日々瞑想を続ける一人です。深く集中できる日もあれば、そうでない日もあります。それでも、瞑想がもたらしてくれる恩恵は計り知れません。

マインドフルネス瞑想をはじめる前は、感情に振り回されることが多く、ものごとを考えすぎてしまうこともありました。しかし、瞑想を通じて自分の思考や感情に気づき、それらに振り回されることが少なくなりました。失敗や落ち込むことがあっても、頭の中のダメ出しする声に気づいて、自分自身に無条件の思いやりを向けていくことで、徐々に、ありのままの自分を受け入れ、優しくできるようになったのです。

自分の見方や世界の感じ方が変わっていき、日常生活や四季の変化に幸せを感じることが増え、またそのような自分自身を愛おしく感じるようにもなりました。

　このような私自身の経験から、本書の後半では、私自身が重要だと感じる「感情」と「思考」についても触れています。瞑想を通じて、日常にどのように活かしていけるか、ぜひ参考にしていただければと思います。

　最後に、この本を完成させるにあたり、多くの方々に支えられました。特に、編集担当の吉田ななこさん、佐藤葉子さん、そして瞑想音楽を提供してくださった ogake makoto さんに心より感謝申し上げます。

　いつも支えてくれている家族、両親、兄弟たちに、感謝しています。

　さらに、私にマインドフルネスを教えてくださった多くの先生方、そして私の講座を卒業し、現在も各地で活躍されているマインドフルネス瞑想協会の認定講師の皆様にも、心からの感謝を捧げます。皆様の活動を拝見するたびに、私も励まされ、マインドフルネスの可能性を再確認しています。

　そして何より、この本を手に取り、最後までお読みいただいたあなたに、心から感謝申し上げます。瞑想があなたの日常に安らぎと豊かさをもたらすことを願っています。

新装版に寄せて

拙著「マインドフルネス瞑想入門」が世に出てから10年が経ちました。あの頃には想像もできなかったほど、マインドフルネスの認知度が高まり、テレビやメディアで特集されるようになり、企業研修や医療現場でも取り入れられるようになりました。関連するコンテンツの増加も嬉しい限りです。発売から10年経っても、こうして多くの方に読んでいただけることに深い喜びを感じています。

しかし、私たちの生活はどうでしょうか。世界情勢は不安定で、景気回復の兆しは見えず、多くの人々が不安を抱えています。コロナ禍で、生活や働き方が一変した方も少なくありません。

私自身、石垣島に瞑想リトリートを開催するために移住したものの、その矢先にコロナが流行し、オンライン講座が主流になりました。人との直接の交流が減り、孤独感を味わうこともありました。

また、AIやスマートフォンの発展により、情報量は急増しています。「20年で情報量が6450倍に増えた」という専門家の意見もあります。私たちは日々膨大な情報にさらされ、SNSやニュース、仕事のメールに追われています。このような状況では、「集中力の低下」や「脳の疲労」を感じる方も多いでしょう。

このような現代特有のストレスや孤独感、不安感に対処するために、マインドフルネスはとても有効です。日常生活の中で心の安定を保つための道具として、企業研修でも「マインドフルネス」や「ウェルビーイング」といった言葉が広まりつつあります。

私は2009年からマインドフルネスを指導し、書籍やYouTube、アプリを通じて25万人以上の方にこの実践をお伝えしました。YouTubeのコメントには「集中力が高まった」「心が穏やかになった」「よく眠れるようになった」「人間関係が良くなった」といった声が寄せられ、瞑想が多くの人の生活にポジティブな変化をもたらしていることを実感しています。

あなたも瞑想を続けることで、自分の中に起こるポジティブな変化に気づくことでしょう。

新装版では、スマートフォンでも音声ガイドを聴けるようになりました。さらに実践を継続していただくための豪華特典もご用意しました。ぜひ日々の習慣に取り入れてみてください。この本があなたの日常に寄り添い、瞑想がより豊かな生活の一部となることを心から願っています。

2024年11月
吉田昌生

吉田　昌生　Yoshida Masao
一般社団法人マインドフルネス瞑想協会代表理事
株式会社「MELON」チーフ・マインドフルネス・オフィサー

2009年よりマインドフルネス指導を開始し、日本におけるマインドフルネスの第一人者として、その普及と啓発に尽力。マインドフルネスに関する書籍を国内外で14冊出版し、累計15万部を超えるベストセラーを多数輩出。

大手企業や総合ウェルビーイング施設「CARAPPO」の瞑想プログラムを多数監修。

AppStoreヘルスケア/フィットネス部門ランキング1位を獲得した「Upmind」や「Panasonicライフコンディショニングシリーズ」など、数々の瞑想アプリのナレーションを担当。

2017年よりマインドフルネス瞑想指導者の養成講座を開催し、これまでに400人以上の指導者を育成。卒業生はテレビやメディア出演、出版など多岐にわたる分野で活躍している。YouTubeチャンネルの登録者数は4万人を突破。

主な著書に、

『書いて整える1分間瞑想ノート』（フォレスト出版）『1分間瞑想法』（フォレスト出版）『脳パフォーマンスがあがるマインドフルネス瞑想法』（主婦の友社）『100%集中できてストレスをためない脳の鍛え方』（小社刊）ほか計1 2冊（海外出版2冊）。

吉田マサオ公式サイト
https://www.masao-mindfulness.com/

マインドフルネス瞑想協会公式サイト
https://mindfulness-association.com/

1日 10 分で自分を浄化する方法
マインドフルネス瞑想入門　新装版

2024 年 11 月 20 日　第 1 版第 1 刷発行

著　　者　吉田昌生
発 行 所　WAVE出版
〒 136-0082　東京都江東区新木場1丁目 18-11
TEL 03-3521-8137
FAX 03-3521-8136
振替 00100-7-366376
E-mail: info@wave-publishers.co.jp
http://www.wave-publishers.co.jp
印刷・製本　中央精版印刷

NDC140 147p 21cm
ISBN978-4-86621-497-9

本書は、2015年1月に当社から発行された『マインドフルネス瞑想入門』の新装改訂版です。

【読者プレゼント】
マインドフルネスの第一人者が教える
マインドフルネス瞑想入門マスター講座

この本で学んだことを習慣化して、一生使えるスキルとして習得するための特別教材を無料でプレゼントします！

【こんな方におすすめ】

□ 書籍は勉強になったけど、実践してちゃんと習得していきたい方
□ ストレスや不安、イライラに悩み、瞑想の効果を実感できていない方
□ 自分を整えるための科学的なアプローチでパフォーマンスを向上させたい方

【受講すると得られるメリット】

1. マインドフルネスが習慣化され、感情の波に振り回されなくなります
2. ストレス、不安、迷いが消え、いつも安定した自分でいられるようになります
3. 仕事もプライベートも充実し、感謝と幸福感に満たされる毎日を実現できます

【受講登録していただくと以下の特典も差し上げています】

・不安、ストレスを和らげ幸福感を高める！　新章セルフコンパッションのすすめ (PDF)
・著者が解説!マインドフルネス瞑想入門動画セミナー (1時間)
・ステップアップするための瞑想誘導音声ガイド（音楽なし&ロングバージョン）
・日常の全てが実践になる！　プログラム別音声ガイド（本書P62に記載）
・マインドフルネスの習慣化に特化した1ヶ月間メール講座（3万円相当）
・日常生活に応用！　マインドフルネスチェックリスト(PDF)

【受講生の声】

「新章セルフコンパッションの瞑想で号泣しました」（30代女性）
「特典の音楽なしのシンプルな誘導の方が自分には合っていました」（40代男性）
「無料とは思えない内容に感動しました。おかげで瞑想が習慣化しました」（50代女性）

こちらのリンクからメールアドレスをご登録頂くと、全ての特典を無料で受け取ることができます。一緒に瞑想を通じて心を整えていきましょう。吉田昌生があなたの実践をサポートします。

【登録はこちら】

https://sub.mindful.in.net/p/p